AF269714

La dieta curativa para la tiroiditis de Hashimoto

KATE BARRINGTON

La dieta curativa para la tiroiditis de Hashimoto

Un programa completo para comer con inteligencia, revirtiendo síntomas y sintiéndose bien

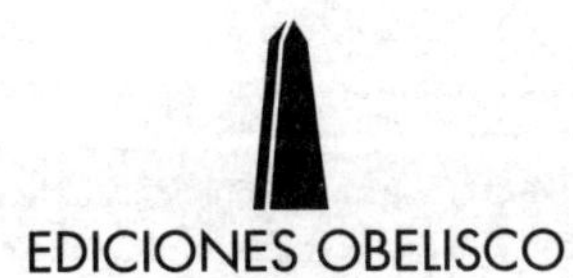

EDICIONES OBELISCO

Si este libro le ha interesado y desea que le mantengamos informado de nuestras publicaciones,
escríbanos indicándonos qué temas son de su interés (Astrología, Autoayuda, Psicología,
Artes Marciales, Naturismo, Espiritualidad, Tradición…) y gustosamente le complaceremos.

Puede consultar nuestro catálogo en www.edicionesobelisco.com

*Los editores no han comprobado la eficacia ni el resultado de las recetas,
productos, fórmulas técnicas, ejercicios o similares contenidos en este libro.
Instan a los lectores a consultar al médico o especialista de la salud ante
cualquier duda que surja. No asumen, por lo tanto, responsabilidad alguna
en cuanto a su utilización ni realizan asesoramiento al respecto.*

Colección Salud y Vida natural
La dieta curativa para la tiroiditis de Hashimoto
Kate Barrington

1.ª edición: septiembre de 2019
2.ª edición: junio de 2023

Título original: *The Hashimoto's Thyroiditis Healing Diet*

Traducción: *Pilar Guerrero*
Maquetación: *Juan Bejarano*
Corrección: *M.ª Jesús Rodríguez*
Diseño de cubierta: *Enrique Iborra*

© 2016, Kate Barrington
(Reservados todos los derechos)
© 2019, Ediciones Obelisco, S. L.
(Reservados los derechos para la presente edición)

Edita: Ediciones Obelisco, S. L.
Collita, 23-25. Pol. Ind. Molí de la Bastida
08191 Rubí - Barcelona - España
Tel. 93 309 85 25
E-mail: info@edicionesobelisco.com

ISBN: 978-84-9111-500-7
Depósito Legal: B-18.167-2019

Impreso en los talleres gráficos de Romanyà/Valls S. A.
Verdaguer, 1 - 08786 Capellades - Barcelona

Printed in Spain

Introducción

Muchas personas que sufren de fatiga, voz ronca y dolor en los huesos y las articulaciones asumen que no es más que una gripe. Sin embargo, para las personas con la enfermedad de Hashimoto, estos síntomas son muy familiares y no se pueden erradicar con medicamentos contra la gripe o un caldito de pollo. Las personas con la enfermedad de Hashimoto experimentan estos síntomas y muchos más diariamente, a veces hasta el punto en que interfieren en su vida diaria y en su capacidad para trabajar. Para las personas con Hashimoto, un grave trastorno autoinmune, la vida puede ser agotadora y dolorosa, especialmente porque no existe una cura.

La enfermedad de Hashimoto, también llamada tiroiditis de Hashimoto, afecta a aproximadamente 14 millones de personas sólo en Estados Unidos, casi el 8 % de la población. Desafortunadamente, las enfermedades autoinmunes en general son poco conocidas, a pesar del hecho de que casi 24 millones de estadounidenses están afectados y aproximadamente el 90 % de todos los trastornos hipotiroideos pueden estar relacionados con enfermedades autoinmunes.[1] Lamentablemente, no existe remedio; una enfermedad autoinmune puede entrar en remisión, pero nunca desaparecerá realmente.

Si estás sufriendo de Hashimoto, puedes pensar que no hay esperanza. No te preocupes: si bien es cierto que la enfermedad no se puede curar, también es verdad que existen muchas formas de controlar la afección y encontrar alivio para sus síntomas. Este libro te mostrará cómo. Por ejemplo, aprenderás que los avances tecnológicos modernos llevaron al desa-

---

1. Marc Ryan, «Hashimoto's Is an Autoimmune Disease, So Why Is Everyone Ignoring the Autoimmune Part?» Hashimoto's Healing, accesible (15-05-2016), www.hashi-motoshealing.com/hashimotos-is-an-autoimmune-disease-so-why-is-everyone-ignoring-the-autoimmune-part

rrollo de una hormona tiroidea sintética que ha demostrado ser un tratamiento muy eficaz para el Hashimoto.[2] Además de tomar una hormona sintética, hacer cambios en la dieta resulta esencial para el manejo del Hashimoto. Aumentar la ingesta de yodo, selenio y otros nutrientes puede ayudar a reducir la inflamación crónica, equilibrar los niveles hormonales y reparar el daño en el tracto digestivo causado por el manejo de la dieta de Hashimoto.[3] El tratamiento dietético es simple. Para muchas personas, es tan fácil como tomar algunos suplementos e ingerir alimentos saludables. Se deben evitar ciertos alimentos, ya que tienden a causar brotes de Hashimoto. Este libro te enseñará todo lo que necesitas para controlar la enfermedad de Hashimoto de manera eficaz, incluida la terapia con hormonas sintéticas, así como los cambios en la dieta y la higiene de vida. Se convertirá en tu hoja de ruta hacia la remisión, guiándote a través de los pasos necesarios para aliviar los síntomas.

En este libro, encontrarás información detallada sobre la enfermedad, y sobre otras afecciones autoinmunes que afectan a la glándula tiroides, para ayudarte a comprender mejor la enfermedad. El libro también tiene una colección de sabrosas recetas para el desayuno, el almuerzo, la cena, el picoteo y demás. Cuando acabes de leer el libro, tendrás una mejor comprensión de tu propia dolencia y estarás mejor equipado para manejarla a través de alimentos saludables y opciones de higiene de vida. Así pues, ¿a qué esperas? ¡Pasa la página y empieza a recorrer un camino saludable y feliz!

---

2. «Hashimoto's Disease» National Institute of Diabetes and Digestive and Kidney Diseases, accesible (15-05-2016), www.niddk.nih.gov/health-information/health-topics/endocrine/hashimotos-disease/Pages/fact-sheet.aspx

3. Jen Sinkler, «Easing Out of Hashimoto's» Thrive with Jen Sinkler, accesible (15-05-2016), www.jensinkler.com/easing-out-of-hashimoto-thyroid

Parte I

Comprender la enfermedad de Hashimoto

Capítulo 1

¿Qué es la enfermedad de Hashimoto?

«La enfermedad de Hashimoto es la causa más común de hipotiroidismo en Estados Unidos… [Por lo general] progresa lentamente y causa daño crónico de la tiroides, lo que lleva a una disminución en los niveles de la hormona tiroidea en la sangre».

Clínica Mayo «Enfermedad de Hashimoto»[1]

La enfermedad de Hashimoto a veces es difícil de entender porque es una dolencia tiroidea y al mismo tiempo una enfermedad autoinmune. También conocida como tiroiditis linfocítica crónica o tiroiditis autoinmune, puede ser muy grave. Además de causar fatiga crónica, aumento de peso y dolor en las articulaciones y los músculos, la Hashimoto realmente puede dañar físicamente la glándula tiroides, afectando su función. Si el daño resultante no se trata convenientemente, la tiroides ya no podrá producir las hormonas que el cuerpo necesita para funcionar y los sistemas comenzarán a apagarse. Cuando la enfermedad de Hashimoto no se trata, las complicaciones pueden ser fatales, aunque esto sea poco frecuente.

Este capítulo proporciona una descripción general de la enfermedad, que incluye información clave sobre los factores de riesgo que se relacionan con ella, así como los síntomas comunes de la enfermedad.

---

1. «Hashimoto's Disease» Mayo Clinic, accesible (15-05-2016), www.mayoclinic.org/
diseases-conditions/hashimotos-disease/basics/definition/com20030293

Descripción general de la enfermedad de Hashimoto

En su nivel más básico, la enfermedad de Hashimoto es una dolencia en la cual el cuerpo ataca la glándula tiroides, causando un mal funcionamiento. El sistema inmunológico inicia el ataque cuando, por razones aún desconocidas, reconoce el tejido sano de la tiroides como un invasor extraño. Cuando esto sucede, el sistema inmunológico lanza una respuesta defensiva produciendo linfocitos (o células T), que es un tipo de glóbulo blanco que invade la glándula tiroides. Dentro de ésta, los linfocitos destruyen las células sanas, los tejidos y los vasos sanguíneos. El daño causado a la tiroides es lento: ésta es la razón por la cual la gente con Hashimoto pueden tardar años antes de que se desarrollen los síntomas obvios.

Además de destruir el tejido sano de la tiroides, esta respuesta inmune desencadena una inflamación crónica que daña aún más la glándula. Aunque el daño no se puede ver desde fuera, destruye lentamente la tiroides desde dentro, afectando a su capacidad para producir y utilizar hormonas esenciales. En el momento en el que la tiroides está tan dañada que ya no puede funcionar normalmente, es cuando se desarrollan síntomas de hipotiroidismo. En los casos en que la inflamación es particularmente grave, la tiroides puede agrandarse tanto que es visible como una masa que crece en el cuello. Esta masa, llamada bocio, es uno de los primeros síntomas más comunes de la enfermedad de Hashimoto.

Qué causa la enfermedad de Hashimoto

La Hashimoto es una dolencia doble que involucra tanto a la glándula tiroides como al sistema inmunológico. En los pacientes de Hashimoto, el sistema inmunológico identifica erróneamente el tejido tiroideo como un invasor extraño y ataca el tejido sano en lugar de protegerlo. Éste es el factor causal que conduce a la función alterada e inflamación crónica de la tiroides. Cuando ésta se inflama y no funciona correctamente, no produce cantidades adecuadas de hormonas tiroideas clave. Estas hormonas son increíblemente importantes y afectan a todo el organismo, desde el metabolismo y la respiración hasta el desarrollo cerebral y la función del sistema nervioso.

Aunque está bien documentado que una respuesta autoinmune puede llevar al hipotiroidismo en los pacientes de Hashimoto, los médicos e investigadores aún no entienden completamente por qué algunas enfermedades autoinmunes, como la de Hashimoto, aparecen repentinamente. Se han identificado aproximadamente 80 enfermedades autoinmunes diferentes, muchas de las cuales presentan síntomas muy similares. Además de ser difíciles de diagnosticar, las enfermedades autoinmunes son complicadas de tratar porque una persona puede tener más de una a la vez, y dichas enfermedades suelen fluctuar con períodos de remisión y brotes.[2]

Algunas causas potenciales de la respuesta autoinmune que conduce a la enfermedad de Hashimoto incluyen la exposición a sustancias químicas o irritantes ambientales, ciertas bacterias o virus, así como el uso de ciertos medicamentos. Diferentes medicamentos pueden aumentar el riesgo de desarrollar enfermedades autoinmunes, lo que se conoce como autoinmunidad inducida por medicamentos. El lupus eritematoso inducido por fármacos es el ejemplo más estudiado y se ha asociado con varios medicamentos, entre ellos el antihistamínico hidralazina o la medicación para el corazón procainamida. Según el Dr. Nikolas R. Hedberg, nutricionista certificado y médico naturista, las infecciones se encuentran entre las causas más comúnmente pasadas por alto en las enfermedades autoinmunes: «En mi experiencia clínica al trabajar con muchos pacientes de Hashimoto, descubrí que la causa subyacente más común de la enfermedad de Hashimoto es una infección oculta que tanto los médicos convencionales como los alternativos han pasado por alto».

Cuando los microorganismos invaden el cuerpo humano, el resultado se denomina infección y existen diferentes niveles infecciosos que pueden tener lugar dentro del organismo. Una infección activa produce una respuesta fisiológica aguda que puede observarse y analizarse con equipos de laboratorio. Cuando los síntomas se presentan a un nivel mucho más sutil

---

2. J. Roddick, «Autoimmune Disease» Healthline, accesible (15-05-2016), www.health-line.com/health/autoimmune-disorders#overwiew1

y persisten durante un período más largo, la infección se llama subclínica. Un paso por debajo de la infección subclínica es el estado de portador sin síntomas, en el cual los microorganismos están presentes en el cuerpo del huésped pero son perfectamente controlados por el sistema inmunológico.

Finalmente, en la infección oculta los microorganismos están presentes en el cuerpo, pero el sistema inmunológico no los reconoce como una amenaza y las pruebas de laboratorio de rutina no pueden detectarlos. Sin embargo, dichos microorganismos no detectados pueden segregar cantidades diminutas de toxinas y otras sustancias que pueden dañar el cuerpo. Debido a que los efectos son tan sutiles, el sistema inmunológico no monta una operación defensiva y la infección puede debilitar todo el cuerpo y permitir que otros organismos lo invadan. Si se presenta algún síntoma, generalmente no tiene una conexión obvia con los síntomas que normalmente se asocian con una infección, tales como fiebre, tos y fatiga. Los síntomas que se presentan pueden incluir diarrea crónica, anemia, intolerancia a los alimentos, síntomas de alergia intensificada, desequilibrio hormonal e incluso enfermedades autoinmunes.[3]

La conexión entre ciertas infecciones y la enfermedad de Hashimoto aún se está investigando para determinar si las infecciones ocultas pueden ser un factor que cause la enfermedad. Independientemente de si las infecciones son la causa principal de Hashimoto o no, es indiscutible que hay ciertos factores biológicos y de higiene de vida que pueden aumentar el riesgo de una persona para desarrollar la enfermedad.

FACTORES DE RIESGO QUE SE RELACIONAN CON LA ENFERMEDAD DE HASHIMOTO

Aunque las causas exactas de la enfermedad de Hashimoto, y las enfermedades autoinmunes en general, son en gran parte desconocidas, los médicos e investigadores han descubierto que ciertos factores aumentan el ries-

---

3. Michael Lam, «Post Bacteria and Post Viral Fatigue Syndrome in Adrenal Fatigue Syndrome» Dr. Lam, accesible (15-05-2016), www.drlam.com/blog/post-bacterial-and-post-viral-fatigue-in-adrenal-fatigue-syndrome/5500

go de un individuo a la hora de desarrollar Hashimoto. Por un lado, la enfermedad tiende a manifestarse en individuos de entre 30 y 50 años de edad. Además, la enfermedad es siete veces más común en mujeres que en hombres. Hashimoto también tiene un componente genético, ya que parece darse por familias. Los investigadores están trabajando actualmente para identificar el gen específico o los genes responsables de la herencia de esta enfermedad. No son sólo los casos familiares de Hashimoto los que pueden afectar la herencia; los antecedentes familiares de cualquier dolencia tiroidea o autoinmune pueden aumentar el riesgo de un individuo de desarrollar Hashimoto.[4]

Además de un historial familiar de enfermedades autoinmunes, una dolencia autoinmune preexistente puede aumentar considerablemente el riesgo de desarrollar Hashimoto. Una dolencia autoinmune es un indicador de que el sistema inmunológico está funcionando mal de alguna manera, y aumenta el riesgo de una respuesta autoinmune que ataque la glándula tiroides. Algunos de los trastornos autoinmunes más comunes que pueden aumentar el riesgo de Hashimoto incluyen la enfermedad de Addison, la diabetes tipo 1 y la artritis reumatoide.[5] Cualquier persona que tenga una enfermedad autoinmune y que no haya sido examinada para Hashimoto debe solicitar un examen diagnóstico.

Otros factores que pueden aumentar el riesgo de desarrollar Hashimoto u otra enfermedad autoinmune incluyen los siguientes:[6]

- Deficiencias nutricionales (especialmente yodo y selenio).
- Infecciones sigilosas, virales, bacterianas o por levaduras.
- Enfermedad bacteriana transmitida por los alimentos.

---

4. «Hashimoto's Disease» National Institute of Diabetes and Digestive and Kidney Diseases, accesible (15-05-2016), www.niddk.nih.gov/health-information/health-topics/endocrine/hashimotos-disease/Pages/fact-sheet.aspx

5. Kresimira Milas, «Hashimoto's Thyroiditis overwiew» Endocrine Web, accesible (15-05-2016), www.endocrineweb.com/conditions/hashimotos-thyroiditis/hashimotos-thyroiditis-overwiew/

6. «Eating with Hashimoto's Disease» The Science of Eating, accesible (15-05-2016), http://thescienceofeating.com/food-combining-how-it-works/eating-with-hashimotos-disease

- Estrés crónico, suficiente para causar insuficiencia suprarrenal.
- Trauma, como una cirugía o un accidente.
- Cambios hormonales o del sistema inmunitario, como los causados por el embarazo.

Aunque se requieren más investigaciones, algunas pruebas sugieren que ciertos factores ambientales pueden influir en el riesgo de desarrollar una enfermedad autoinmune. Por ejemplo, los productos químicos liberados en el medio ambiente, como ciertos pesticidas, pueden contribuir a condiciones autoinmunes. También pueden hacerlo ciertos medicamentos, como los que se mencionan en la página 13. También hay pruebas que sugieren que el consumo excesivo de yodo podría inhibir la producción de hormona tiroidea en personas afectadas por hipotiroidismo autoinmune. En los casos en que el hipotiroidismo no está relacionado con el sistema autoinmune, es más probable que una deficiencia de yodo sea la causa de los problemas de tiroides.[7]

Signos y síntomas de la enfermedad

Uno de los aspectos más desgarradores de la enfermedad de Hashimoto es que puede manifestarse con pocos o ningún síntoma, al principio, aunque es algo muy común en las enfermedades autoinmunes en general. En las primeras etapas, puede haber una leve inflamación del cuello y la garganta, pero es fácil confundir este síntoma con los de las infecciones comunes. A medida que avanza la enfermedad de Hashimoto, el daño a la tiroides continúa y, eventualmente, la persona desarrolla signos de insuficiencia de la función tiroidea o hipotiroidismo.[8] Esto puede incluir fatiga crónica, piel seca y dolor o hinchazón en las articulaciones y los músculos.

---

7. «Hashimoto's Disease» National Institute of Diabetes and Digestive and Kidney Diseases, accesible (15-05-2016), www.niddk.nih.gov/health-information/health-topics/endocrine/hashimotos-disease/Pages/fact-sheet.aspx
8. «Hashimoto's Disease» Mayo Clinic, accesible (15-05-2016), www.mayoclinic.org/diseases-conditions/hashimotos-disease/basics/definition/con-20030293

El tipo de inflamación que comúnmente indica la aparición de la enfermedad de Hashimoto se llama bocio y es el resultado de un agrandamiento de la tiroides. Un bocio generalmente se forma en la parte frontal o lateral del cuello, lo que puede afectar a la capacidad para tragar. En la mayoría de los casos, los bocios comienzan con crecimientos indoloros, pero pueden llegar a ser lo suficientemente grandes como para causar molestias al presionar el cuello por la parte inferior. Los signos y síntomas adicionales de Hashimoto pueden incluir los siguientes:

- Fatiga crónica.
- Estreñimiento.
- Disminución de la tolerancia al frío.
- Depresión o mal humor.
- Sangrado menstrual abundante o anormal en mujeres.
- Voz ronca.
- Dolores articulares y rigidez.
- Pérdida de memoria.
- Dolores musculares y debilidad.
- Debilidad muscular (sobre todo en las extremidades inferiores).
- Piel pálida, seca o con picores.
- Cara hinchada.
- Rigidez en huesos y articulaciones.
- Hinchazón en las rodillas, las manos y los pies.
- Aumento de peso sin explicación (promedio de 5 a 10 kg).

La mayoría de los síntomas relacionados con la enfermedad de Hashimoto son el resultado de niveles bajos de hormona tiroidea en el torrente sanguíneo. Si no se trata, una hormona tiroidea poco activa puede contribuir a una serie de problemas de salud graves, que se analizarán con detalle en el siguiente capítulo.

Capítulo 2

Los efectos de la enfermedad de Hashimoto en el organismo

«El hipotiroidismo es una dolencia en la cual el cuerpo carece de suficiente hormona tiroidea. Dado que el propósito principal de la hormona tiroidea es "controlar el metabolismo del cuerpo", es comprensible que las personas con esta afección presenten síntomas asociados con un metabolismo lento... El hipotiroidismo es más común de lo que se cree y millones de personas tienen hipotiroidismo actualmente sin saberlo».

JAMES NORMAN, «Hipotiroidismo: muy poca hormona tiroidea»[1]

Muchos de los síntomas de Hashimoto están relacionados con la actividad autoinmune. Para las personas sanas, el sistema inmunológico es una fuerza laboral poderosa que ayuda a proteger el cuerpo contra invasores potencialmente peligrosos como virus, bacterias y toxinas. El sistema inmunitario humano comprende una vasta red de células, tejidos y órganos que trabajan conjuntamente para identificar y neutralizar posibles amenazas. Cuando reconoce un invasor extraño (llamado antígeno), envía leucocitos (glóbulos blancos) a que se ocupen del problema. Para cada antígeno que invade el cuerpo, uno de los dos tipos de leucocitos llamados linfocitos produce proteínas específicas (llamadas anticuerpos) que se adhieren al antígeno y con la ayuda de otras células inmunitarias lo destruyen. Para

---

1. James Norman, «Hypothyroidism: Too Little Thyroid Hormone» Endocrine Web, accesible (15-05-2016), www.endocrineweb.com/conditions/thyroid/hypothyroidism-too-little-thyroid-hormone

obtener más información sobre las enfermedades autoinmunes y su efecto en el cuerpo, consulta el Apéndice A.

Aunque el sistema inmunológico es esencial para la protección contra enfermedades, en las personas con Hashimoto puede ser un enemigo letal. Además de atacar a los invasores dañinos, el sistema inmunológico se vuelve contra el tejido sano de la glándula tiroides. Pequeña glándula ubicada en la parte inferior del cuello, la tiroides es una parte integral del sistema endocrino humano. Para comprender realmente qué es la enfermedad de Hashimoto y cómo afecta al organismo, debes tener una comprensión básica de lo que hace la glándula tiroides y cómo el hipotiroidismo puede afectarnos. Este capítulo proporciona una descripción general de la glándula tiroides y su importante papel en la regulación del metabolismo, así como información clave sobre las causas y los efectos del hipotiroidismo. También presenta información sobre las complicaciones derivadas de la enfermedad de Hashimoto, relacionadas con la tiroides.

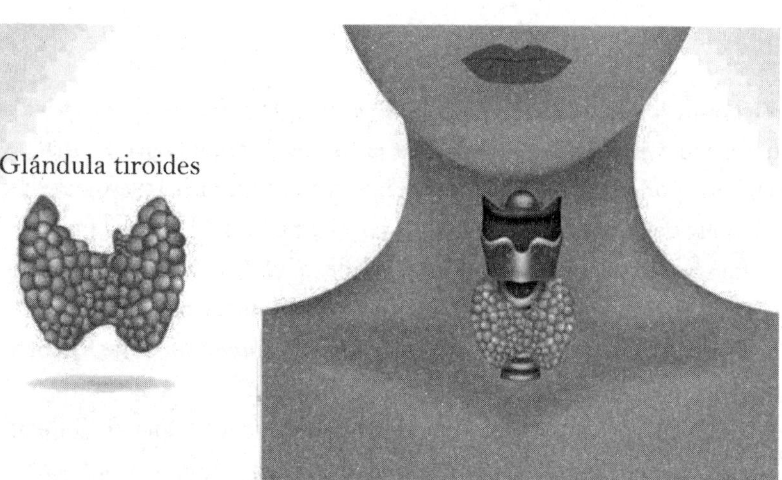

¿Qué hace la tiroides en el organismo?

La tiroides forma parte del sistema endocrino, que está formado por una red de glándulas y órganos que producen hormonas para regular el metabolismo, la función de los tejidos, el crecimiento, el desarrollo, la reproducción, el estado de ánimo y el sueño. El sistema endocrino humano consta de las glándulas suprarrenales, la glándula pituitaria, la glándula tiroides, las glándulas paratiroides, el páncreas y los ovarios en mujeres o los testículos en hombres.[2]

Una glándula es un órgano especializado que filtra ciertos materiales o sustancias de la sangre y los procesa, segregando un producto nuevo en el torrente sanguíneo para su uso en todo el organismo. Cada una de las glándulas que conforman el sistema endocrino desempeña un papel importante en la regulación de ciertas funciones corporales basadas en las hormonas que producen. Por ejemplo, la glándula pituitaria, ubicada en la base del cerebro, en el hipotálamo, es responsable de regular el crecimiento y el desarrollo; también desempeña un papel en el apoyo a la función de otras glándulas endocrinas. Las glándulas suprarrenales están ubicadas sobre los riñones y producen una serie de hormonas, incluida la adrenalina, así como las hormonas esteroides, cortisol y aldosterona. Las hormonas producidas por las glándulas suprarrenales ayudan a regular el metabolismo y a suprimir las reacciones autoinmunes. Ubicada en la base del cuello, la glándula tiroides produce hormonas que afectan la sensibilidad del cuerpo a otras hormonas. Es la principal responsable de ayudar al organismo a utilizar la energía de manera eficaz regulando la temperatura corporal y manteniendo una saludable función del corazón, el cerebro, los músculos y otros órganos.

La glándula tiroides produce dos hormonas tiroideas diferentes: triyodotironina (T3) y tiroxina (T4). La triyodotironina es la forma activa de la hormona tiroidea; alrededor del 20 % del suministro de esta hormona se secreta directamente al torrente sanguíneo desde la glándula tiroides. El resto del suministro de esta hormona proviene de la conversión de tiroxina

---

2. Kim Ann Zimmerman, «Endocrine System: Facts, Functions and Diseases» LiveScience, accesible (15-05-2016), www.livescience.com/26496-endocrine-system.html

en triyodotironina, que se produce en los riñones y el hígado. La tiroxina, también conocida como prohormona, tiene un efecto hormonal mínimo en sí mismo, pero puede amplificar los efectos de la hormona activa: la triyodotironina.

Aunque la tiroides produce T3 y T4, ambas hormonas son activadas por una hormona producida en la glándula pituitaria: la hormona estimulante de la tiroides, o TSH. La relación entre la tiroides y la glándula pituitaria se describe como un proceso de «circuito cerrado». Cuando los niveles de T3 y T4 en la sangre aumentan, la glándula pituitaria disminuye la producción de TSH. Cuando disminuyen los niveles de hormona tiroidea en el torrente sanguíneo, la producción de TSH vuelve a aumentar. En conjunto, la respuesta hormonal de estas dos glándulas ayuda a regular el metabolismo, incluidas las funciones cardíacas y digestivas, así como el crecimiento y el desarrollo.[3]

¿Qué es el hipotiroidismo?

Hipotiroidismo es simplemente el término médico empleado para describir una glándula tiroides poco activa. Cuando la tiroides no puede producir suficiente hormona para mantener una función saludable, pueden surgir problemas muy serios. El hipotiroidismo afecta a aproximadamente el 4,6 % de la población estadounidense, aunque muchas de las personas que tienen esta afección no lo saben. Algunos de los síntomas más comunes del hipotiroidismo incluyen los siguientes:

- Fatiga crónica.
- Estreñimiento.
- Disminución de la tolerancia al frío.
- Depresión y/o irritabilidad.
- Cabello y piel secos.

3. «Triiodothryonine» You & Your Hormones, accesible (15-05-2016), www.yourhormones.info/Hormones/Triiodothyronine.aspx

- Ciclos menstruales intensos o anormales en mujeres.
- Dolores articulares y rigidez.
- Pérdida de memoria.
- Cara hinchada.
- Calambres musculares, dolores y debilidad.
- Ritmo cardíaco lento.
- Aumento de peso, dificultad para perderlo.

Estos síntomas son el resultado de niveles inadecuados de hormona tiroidea en la sangre. La severidad de los síntomas de hipotiroidismo está directamente influenciada por los niveles de TSH. Los niveles de TSH levemente disminuidos pueden resultar en una forma leve de hipotiroidismo con síntomas mínimos. Sin embargo, a medida que los niveles de TSH continúan disminuyendo, los síntomas pueden ser más graves y el cambio en el metabolismo puede llegar a ser notable.

Factores diversos pueden contribuir al desarrollo del hipotiroidismo, pero la causa más común es la enfermedad de Hashimoto. Esta dolencia hace que el sistema inmunitario ataque el tejido sano de la glándula tiroides, produciendo inflamación crónica e inhibiendo la función tiroidea. Tiroiditis es el término médico para la inflamación de la glándula tiroides; a veces también se le conoce como la primera etapa del hipotiroidismo. Al principio, la tiroiditis puede hacer que la hormona tiroidea se filtre al torrente sanguíneo, lo que puede provocar hipertiroidismo (aumento de los niveles de hormona tiroidea en la sangre). Tras uno o dos meses, sin embargo, la tiroiditis se convierte en hipotiroidismo.

Aunque la enfermedad de Hashimoto es la causa más común de hipotiroidismo, hay otras afecciones o factores que pueden contribuir a la enfermedad.[4] Incluyen otras enfermedades autoinmunes, cirugía de tiroides y daños o anomalías en la glándula pituitaria. El hipotiroidismo también puede ser una afección congénita en los casos en que los bebés nacen sin glándula tiroides o con una glándula tiroides poco desarrollada. El uso de

---

4. «Thyroid Information» American Thyroid Association, accesible (15-05-2016), www.thyroid.org/thyroid-information

ciertos medicamentos también puede afectar la función de la glándula tiroides, contribuyendo al hipotiroidismo.

En la mayoría de los casos, el hipotiroidismo es una dolencia que se desarrolla lentamente, lo que significa que los síntomas pueden pasar desapercibidos durante meses o incluso años. Desafortunadamente, en el momento en que se realiza un diagnóstico, a menudo el daño a la glándula tiroides está muy avanzado. El tratamiento en este punto suele consistir en toda una vida de terapia de reemplazo hormonal.[5]

COMPLICACIONES DEL HIPOTIROIDISMO Y LA ENFERMEDAD DE HASHIMOTO

La enfermedad de Hashimoto no siempre conduce al hipotiroidismo. En los casos de Hashimoto en los que el hipotiroidismo no es concurrente, los síntomas y las complicaciones se deben normalmente a la inflamación de la tiroides que resulta de la actividad autoinmune. Independientemente de si Hashimoto es concurrente con el hipotiroidismo, estas enfermedades pueden llevar a complicaciones graves si no se tratan o si se manejan de manera inadecuada.[6] Estas complicaciones pueden incluir:

ENFERMEDAD AUTOINMUNE: Para cualquier persona que ya tenga una enfermedad autoinmune (como la de Hashimoto), el riesgo de desarrollar otra enfermedad autoinmune es mucho mayor. Algunas de las enfermedades con mayor probabilidad de desarrollarse simultáneamente con la enfermedad de Hashimoto son la enfermedad de Addison, la enfermedad de Graves, la diabetes tipo 1, la anemia perniciosa, la artritis reumatoide y el vitíligo.

---

5. «Hashimoto's Disease» National Institute of Diabetes and Digestive and Kidney Diseases, accesible (15-05-2016), www.niddk.nih.gov/health-information/health-topics/endocrine/hashimotos-disease/Pages/fact-sheet.aopx

6. Eren Berber, «Complications of Hypothyroidism» Endocrine Web, accesible (15-05-2016), www.endocrineweb.com/conditions/hypothyroidism/complications-hypothyroidism

LINFOMA DE TIROIDES: El daño de la tiroides a largo plazo, como el causado por Hashimoto, puede aumentar el riesgo de un tipo de cáncer de tiroides llamado linfoma de tiroides. Ésta es una complicación rara, pero es altamente tratable y muy curable si se detecta temprano.

ENFERMEDAD CARDÍACA: La hormona tiroidea desempeña un papel importante en la regulación de una serie de funciones corporales, incluida la función cardiovascular. La cantidad de hormona tiroidea tiroxina (T4) en sangre puede afectar la frecuencia cardíaca que, a su vez, puede afectar la función saludable del corazón. Los niveles altos de T4 pueden conducir a una frecuencia cardíaca rápida, mientras que los niveles bajos de T4 (a menudo causados por hipotiroidismo) pueden disminuir la frecuencia cardíaca. Una frecuencia cardíaca baja puede provocar la caída de la presión arterial y también puede relacionarse con un aumento de los niveles de colesterol DL o «malo».

PROBLEMAS DE SALUD MENTAL: Además de regular el crecimiento físico y el desarrollo, la glándula tiroides desempeña un papel en la salud mental. El hipotiroidismo leve se ha relacionado con formas leves de depresión, que pueden empeorar sin tratamiento. La enfermedad de Hashimoto y/o el hipotiroidismo a largo plazo también pueden llevar a un rendimiento cognitivo más lento, pérdida de memoria y síntomas de psicosis, como alucinaciones auditivas y visuales.

PROBLEMAS SEXUALES/REPRODUCTIVOS: Cuando los niveles de hormona tiroidea de una mujer bajan demasiado, puede afectar negativamente la ovulación y disminuir su fertilidad. Los efectos a largo plazo del hipotiroidismo también se han relacionado con la disminución de la libido, tanto en hombres como en mujeres.

DEFECTOS DE NACIMIENTO: El hipotiroidismo no tratado puede aumentar el riesgo de defectos de nacimiento, como el paladar hendido. Los niños nacidos de madres con hipotiroidismo no tratado también tienen más probabilidades de experimentar retrasos en el desarrollo intelectual y físico.

Mixedema: Cuando no se trata, el hipotiroidismo puede aumentar el riesgo de padecer una afección poco común pero potencialmente mortal llamada mixedema. Los signos del mixedema incluyen una mayor sensibilidad al frío, somnolencia y letargo, a menudo seguidos por la inconsciencia. Debido a que el coma es el resultado final de esta rara forma de hipotiroidismo, se requiere atención médica inmediata para los pacientes que experimentan fatiga extrema o intolerancia al frío.

Enfermedad de Hashimoto y embarazo

La enfermedad de Hashimoto es más común en mujeres que en hombres, y las mujeres embarazadas tienen un riesgo particularmente alto de desarrollar hipotiroidismo. Según los Institutos Nacionales de la Salud, el hipotiroidismo ocurre en 3-5 mujeres de cada 1.000 embarazos.[7] La glándula tiroides juega un papel importante en el embarazo, tanto para la salud de la madre como para el desarrollo del niño.

Durante el embarazo, el organismo empieza a producir más cantidad de ciertas hormonas, como estrógenos y gonadotropina coriónica humana (hCG). Producida en la placenta, la hCG funciona de manera similar a la TSH, estimulando la glándula tiroides para producir más hormona tiroidea. El aumento de los niveles de estrógenos conduce a una mayor producción de globulina fijadora de la tiroides, un tipo de proteína que ayuda a transportar la hormona tiroidea a través del torrente sanguíneo. Durante las primeras 12 semanas de desarrollo, el feto depende del suministro de hormonas tiroideas de la madre hasta que sea capaz de regular la función tiroidea por sí solo.[8]

7. «Hashimoto's Disease» National Institute of Diabetes, Digestive and Kidney Diseases, accesible (15-05-2016), www.niddk.nih.gov/health-information/health-topics/endocrine/hashimotos-disease/Pages/fact-sheet.aspx

8. «Pregnancy and Thyroid Disease» National Institute of Diabetes and Digestive and Kidney Diseases, accesible (15-05-2016), www.niddk.nih.gov/health-information/health-topics/endocrine/pregnancy-and-thyroid-disease/Pages/factshee.aspx

Si no se controla durante el embarazo, el hipotiroidismo puede llevar a preeclampsia, anemia, bajo peso al nacer, aborto involuntario o muerte fetal.

La enfermedad de Hashimoto, con o sin hipotiroidismo concurrente, puede ser muy grave si no se trata. No sólo puede llevar a complicaciones como desequilibrio hormonal y daño intestinal, sino que también puede aumentar el riesgo de desarrollar trastornos autoinmunes adicionales. Desafortunadamente, no existe una cura para el Hashimoto, pero controlar la dolencia a través del reemplazo hormonal y los cambios en el estilo de vida puede reducir el riesgo de desarrollar complicaciones. El resto de este libro está dedicado a proporcionarte la información necesaria para manejar correctamente la enfermedad de Hashimoto. Al implementar los cambios en la dieta y el estilo de vida recomendados en este libro, podrás encontrar alivio a los síntomas de Hashimoto y volver a vivir tu vida con mayor comodidad.

PARTE II

TRATAR LA ENFERMEDAD DE HASHIMOTO

CAPÍTULO 3

MÉTODOS PARA EL DIAGNÓSTICO

«Los análisis de sangre por sí solos no siempre pueden diagnosticar adecuadamente el desequilibrio de la hormona tiroidea. Se estima que aproximadamente el 40 % de la población de Estados Unidos sufre algún tipo de desequilibrio de la tiroides en comparación con la figura tradicional actual del 10 %. Esto se debe a las insuficiencias de la prueba de TSH».

DR. NIKOLAS R. HEDBERG, La alternativa de la tiroides[1]

Si experimentas síntomas de la enfermedad de Hashimoto, o si tienes alguno de los factores de riesgo mencionados anteriormente, habla con tu médico. Los diagnósticos de Hashimoto pueden ser difíciles de conseguir, ya que los síntomas se superponen con una serie de afecciones diversas y, a menudo, se desarrollan sin ningún síntoma exterior inicial. Aun así, hay varias herramientas de diagnóstico y pruebas que tu médico puede usar para determinar si tienes la enfermedad. Una vez que tengas un diagnóstico, puedes empezar a dar los pasos necesarios para manejar la situación. Con un control adecuado, incluidos los cambios en la dieta y la higiene de vida, es completamente posible entrar en remisión. En este capítulo, aprenderás sobre los diviesos métodos utilizados para diagnosticar la enfermedad de Hashimoto.

---

1. Nikolas Robert Hedberg, *The Thyroid Alternative*, Renew Your Health, 2011.

DIAGNOSTICAR LA ENFERMEDAD DE HASHIMOTO

El diagnóstico de cualquier dolencia empieza con un examen físico completo y un historial médico. Para muchos pacientes de Hashimoto, el primer signo es un bocio que se forma en la parte frontal o lateral del cuello. Durante el examen físico, un médico verificará este tipo de crecimiento y la presencia de síntomas compatibles con el hipotiroidismo. Al hacer el historial médico, el clínico preguntará acerca de lo siguiente:

- Cambios en la salud que puedan indicar cambios en el metabolismo.
- Cirugía previa de tiroides.
- Radioterapia previa que afecte al cuello.
- Uso de medicamentos que puedan causar hipotiroidismo.
- Antecedentes familiares de enfermedad tiroidea.

Cuando el examen físico y la historia médica apuntan hacia un diagnóstico de enfermedad de Hashimoto o hipotiroidismo, se requieren ciertos análisis de sangre para confirmar el diagnóstico. Los siguientes son los análisis de sangre más comunes que se usan para confirmar el diagnóstico de Hashimoto.

PRUEBA DE HORMONA TSH: Por lo general, la primera prueba de sangre ordenada para confirmar el diagnóstico de la enfermedad de Hashimoto es una prueba de TSH o de la hormona estimulante de la tiroides. Como se ha explicado en el capítulo precedente, la TSH es una hormona producida por la glándula pituitaria, que regula la producción y liberación de la hormona tiroidea por la glándula tiroides. Hipersensible, la prueba de TSH puede detectar incluso la menor cantidad de hormona tiroidea en la sangre. Es la medida más precisa de la actividad tiroidea disponible en la actualidad.[2]

---

2. «TSH Test» Medline Plus, accesible (05-07-2016), www.nlm.nih.gov/medlineplus/ency/article/003684.htm

Para confirmar la actividad de la tiroides, la prueba de TSH debe revelar una lectura por encima de lo normal. Una lectura por encima de lo normal sugiere una disminución de la actividad tiroidea porque la glándula pituitaria aumenta la producción de TSH cuando detecta una disminución en la producción de hormona tiroidea. Los valores normales oscilan entre 0,4 y 4,0 miliunidades internacionales por litro, o mlU/L. El valor normal para esta prueba puede variar ligeramente de un laboratorio a otro, dependiendo de los métodos de prueba. Un valor de TSH superior a 4,0 mlU/L es un indicador de hipotiroidismo, y también puede apoyar un diagnóstico de la enfermedad de Hashimoto. Si la prueba de TSH revela un valor por debajo de lo normal, podría ser una indicación de hipertiroidismo, potencialmente causado por un bocio nodular tóxico, enfermedad de Graves o niveles excesivos de yodo en el cuerpo.

PRUEBA T4: Si la prueba de TSH revela una lectura superior a la normal, se podría realizar una segunda prueba llamada T4 para medir la cantidad real de hormona tiroidea que circula en el torrente sanguíneo. La T4 es la tiroxina, la principal hormona producida por la glándula tiroides. Para confirmar un diagnóstico de hipotiroidismo, la cantidad de T4 en el torrente sanguíneo debe ser inferior a lo normal. El rango normal para este valor es entre 4,5 y 11,2 microgramos por decilitro (mcg/dl).

Un nivel de T4 más bajo de lo normal sugiere un diagnóstico de hipotiroidismo, pero también podría ser un indicio de malnutrición o podría deberse a ciertos medicamentos, incluidos los esteroides anabolizantes, barbitúricos, medicamentos glucocorticoides y antitiroideos. Una prueba T4 que revele resultados superiores a lo normal podría ser un indicio de enfermedad de Graves, tumor nodular tóxico, enfermedad trofoblástica, tiroiditis subaguda, tumor de células germinales o incluso embarazo.

PRUEBA T3: Lo mismo que la prueba T4 mide la cantidad de tiroxina en la sangre, la prueba T3 mide la cantidad de triyodotironina. Esta prueba se administra más comúnmente junto con una prueba de T4 para evaluar la función tiroidea, particularmente en casos de hipertiroidismo cuando los niveles de T4 pueden ser normales pero los niveles de T3 podrían aumentar. Un resultado superior a lo normal en una prueba T3 podría indicar enfermedad de Graves, un bocio nodular tóxico o enfermedad hepática. Tomar ciertos medicamentos como la metadona y las píldoras anticonceptivas puede aumentar la T3 a niveles superiores a lo normal.

El rango normal de T3 está entre 100 y 200 nanogramos por decilitro (ng/dl). Los resultados por debajo de lo normal podrían indicar una tiroides poco activa, algún tipo de enfermedad o inanición. En la mayoría de los casos, sin embargo, los niveles anormalmente bajos son resultado de la tiroiditis, el tipo de hinchazón o inflamación de la glándula tiroides causada por la enfermedad de Hashimoto.

Prueba de anticuerpos antitiroideos: La prueba de sangre final utilizada para confirmar el diagnóstico de la enfermedad de Hashimoto es la prueba de anticuerpos antitiroideos. Cuando el cuerpo produce una respuesta autoinmune y comienza a atacar el tejido sano de la glándula tiroides, los autoanticuerpos tiroideos están presentes en el torrente sanguíneo. La mayoría de las personas con enfermedad de Hashimoto dan positivo a estos anticuerpos, y éstos no están presentes en personas cuyo hipotiroidismo se debe a una dolencia subyacente diferente. Existen dos tipos específicos de anticuerpos antitiroideos que esta prueba puede identificar:

- Anticuerpos anti-TG, que atacan una proteína específica en la tiroides llamada tiroglobulina.
- Anticuerpos anti-tiroperoxidasa (TPO), que atacan una enzima en las células tiroideas llamada tiroperoxidasa (la enzima que ayuda a convertir T4 en T3).

Si bien cualquiera de estos cuatro análisis de sangre puede usarse para confirmar un diagnóstico de hipotiroidismo, es posible que no sean suficientes para confirmar un diagnóstico de la enfermedad de Hashimoto. Una prueba positiva de anticuerpos antitiroideos, por supuesto, es un claro indicador de la enfermedad de Hashimoto, pero es posible que aún se necesiten otras pruebas para determinar la progresión de la enfermedad. Otras dos pruebas que pueden ser útiles para determinar la extensión del daño causado por la enfermedad de Hashimoto son la ecografía y la tomografía computarizada.

ULTRASONIDO: Una ecografía crea una imagen de las estructuras internas del cuerpo. Esta prueba funciona usando un dispositivo llamado transductor, que rebota las ondas de sonido de los órganos internos para crear la imagen. Un técnico capacitado administra la prueba y un médico especializado en imágenes médicas analiza los resultados. Completamente seguro e indoloro, la prueba se puede realizar de forma ambulatoria, toma sólo unos minutos y no requiere anestesia. Una ecografía puede producir una imagen de la glándula tiroides, mostrando el tamaño y la textura de la glándula, así como un patrón de inflamación autoinmune y cualquier nódulo o crecimiento que pueda estar presente.[3]

TOMOGRAFÍA COMPUTARIZADA: Una tomografía computarizada es un tipo de radiografía que genera vistas transversales de estructuras internas. Este tipo de exploración generalmente se administra para determinar la ubicación y el tamaño de un bocio y para mostrar su efecto en cualquier estructura cercana en el cuello. Beber o inyectarse con un tinte especial llamado medio de contraste antes de la exploración puede ser necesario para mejorar la imagen.

Cada caso de Hashimoto es ligeramente diferente, por lo que tu médico puede ordenar algunas de estas pruebas pero no otras. Usando la información obtenida de los resultados de la prueba, tu médico podrá desarrollar un plan de tratamiento individualizado de Hashimoto. En el siguiente capítulo, aprenderás más acerca de las diversas opciones de tratamiento médico para esta afección.

---

3. «Hashimoto's Disease» National Institute of Diabetes and Digestive and Kidney Diseases, accesible (15-05-2016), www.niddk.nih.gov/health-information/health-topics/endocrine/hashimotos-disease/Pages/fact-sheet.aspx

CAPÍTULO 4

OPCIONES DE TRATAMIENTO MÉDICO

«Desafortunadamente, no hay forma conocida de prevenir la tiroiditis de Hashimoto, pero lo bueno es que este trastorno es muy tratable. Cuanto antes se diagnostique, antes se podrá empezar a recibir tratamiento».

DR. KRESIMIRA MILAS, «Visión general de la tiroiditis de Hashimoto»[1]

Si te han diagnosticado la enfermedad de Hashimoto, es posible que te estés preguntando si podrías haber hecho algo para prevenirla. Si bien es posible evitar que el hipotiroidismo se convierta en un problema de salud grave, no existe una manera segura de evitar que se desarrolle la enfermedad si tienes factores de riesgo, y esto es especialmente cierto para el hipotiroidismo causado por la enfermedad de Hashimoto. Esta dolencia es el resultado de un mal funcionamiento del sistema inmunológico, y eso no es algo que puedas controlar.

Aunque es imposible prevenir la enfermedad de Hashimoto o el hipotiroidismo concurrente, existen varias opciones de tratamiento disponibles. El plan de tratamiento para Hashimoto variará de un individuo a otro, dependiendo en gran medida de la extensión del daño de la tiroides en el momento del diagnóstico. Si la afección no ha progresado a hipotiroidismo en toda regla, puede haber opciones disponibles para tratar los síntomas y mejorar la función tiroidea. Sin embargo, una vez que el hipotiroi-

---

1. Kresimira Milas, «Hashimoto's Thyroiditis overwiew» Endocrine Web, accesible (15-05-2016), www.endocrineweb.com/conditions/hashimotos-thyroiditis/hashimotos-thyroiditis-overview/

dismo entra en vigor, se hace necesario complementar la producción natural de hormona tiroidea en el cuerpo con una hormona de reemplazo. Las terapias adicionales con suplementos de yodo y los cambios en la dieta y el estilo de vida también pueden ser beneficiosos.

TERAPIA DE REEMPLAZO CON HORMONA TIROIDEA

Cuando el cuerpo ya no puede producir hormona tiroidea, o no puede producir lo suficiente, es necesaria una terapia de reemplazo de hormona tiroidea. Éste es el tratamiento médico más común para el hipotiroidismo y la enfermedad de Hashimoto. Para comprender cómo funciona este tipo de terapia de reemplazo hormonal, primero hay que comprender la interacción entre las dos hormonas tiroideas, T3 y T4.

La T3 es la más activa de las dos hormonas tiroideas. A veces, a la T4 se le llama prohormona porque el cuerpo puede convertirla en T3. Cuando la T4 interactúa con otras células en el torrente sanguíneo, pierde un átomo de yodo durante la interacción, lo que la convierte en T3. Aunque ambas hormonas son necesarias, T3 es la más fuerte de las dos porque deriva de la T4. Juntas, T3 y T4 regulan la tasa metabólica, que determina la velocidad a la que el cuerpo procesa los alimentos, la velocidad a la que late el corazón y la capacidad del cuerpo para regular la temperatura corporal.

Debido a que la T3 es más fuerte, sería de esperar que la terapia de reemplazo de hormona tiroidea consistiera en tomar T3 sintética. En realidad, la mayor parte de la terapia de reemplazo hormonal para el hipotiroidismo consiste en tomar T4 sintética. Y eso por dos razones. Una es que complementar el suministro de hormona T4 del cuerpo permite mantener la función metabólica normal al convertir T4 en T3. La otra razón es que T4 tiene una vida media más larga que T3 (7 días en comparación con 24 horas), por lo que permanecerá en circulación en el organismo durante más tiempo.[2]

----

2. Eren Berber, «What Is Thyroid Hormone Replacement Therapy?» Endocrine Web, accesible (10-05-2016), www.endocrineweb.com/conditions/hypothyroidism/what-thyroid-hormone-replacement-therapy

Cuando se trata de la terapia de reemplazo de hormonas tiroideas, no hay una receta mágica que valga para todo el mundo. El propósito del tratamiento es complementar la producción natural de hormona tiroidea en el cuerpo, por lo que la cantidad de hormona suplementaria requerida depende de la cantidad de hormona natural que el cuerpo todavía produce. También es importante darse cuenta de que el organismo de cada persona responde de manera diferente a la hormona, y se necesitará cierta experimentación para encontrar la dosis correcta en respuesta a la absorción y utilización de la hormona por parte de cada cual.

No sólo variarán las dosis, sino que también hay diferentes tipos de hormonas suplementarias que pueden ser prescritas. La T4 sintética, generalmente en forma de píldora, se prescribe más comúnmente. En ciertos casos se puede prescribir un suplemento animal de tiroides. La T3 sintética se suele reservar para las personas que se han sometido a una cirugía de tiroides o antes de la administración de tratamientos para el cáncer de tiroides.

La forma más comúnmente utilizada de T4 sintética es la levotiroxina sódica, aunque existen muchos nombres comerciales diferentes para este medicamento, como Levoxyl, Levo-T, Synthroid, Unithroid, Thyrolar, Levothyroid y Tirosint. Cada uno de estos medicamentos de marca es bioequivalente, lo que significa que no hay diferencias significativas en su composición. Esto no significa que todos sean iguales en términos de biodisponibilidad y dosificación. Por ejemplo, Synthroid es la marca más comúnmente prescrita porque ofrece una dosis constante y prolongada de hormona T4 sintética. Diferentes marcas pueden funcionar mejor para diferentes pacientes. Sin embargo, tanto si se toma un medicamento de marca o una versión genérica, la Asociación Americana de Endocrinólogos Clínicos recomienda que se mantenga una fórmula particular una vez que comience los tratamientos, aunque se pueden hacer ajustes en la dosis según sea necesario.[3]

Encontrar la dosis correcta para los tratamientos de T4 sintéticas puede ser complicado porque las hormonas afectan a cada persona de manera diferente, y usar la dosis incorrecta puede ser muy peligroso. La dosis co-

---

3. Ibíd.

rrecta mantendrá el hipotiroidismo a raya, permitiendo que el cuerpo reanude su función normal o casi normal. La dosis incorrecta podría exacerbar los problemas de tiroides. En la mayoría de los casos, los médicos calculan la dosis según el peso, utilizando aproximadamente 1,6 microgramos por kilogramo de peso corporal. Se pueden hacer ajustes después de unas pocas semanas de terapia de reemplazo hormonal, una vez que se pueden medir sus efectos.

Si estás tomando o pensando en tomar la hormona T4 sintética, es imperativo que sigas los consejos del médico y tengas mucho cuidado en mantener la dosis adecuada. Es fácil tomar una sobredosis de T4 sintética. Los efectos secundarios negativos del exceso de T4 incluyen los siguientes:

- Sudar más de lo normal.
- Palpitaciones cardíacas.
- Temblores generales o temblor de manos.
- Dificultad para conciliar el sueño.
- Cambios de humor e irritabilidad.
- Confusión mental.
- Debilidad muscular.
- Pérdida de peso inexplicable.
- Irregularidades menstruales.

Si mantienes la dosis adecuada y tomas la hormona de manera constante, empezarás a sentir los efectos en, aproximadamente, 2 semanas. Si descubres que la hormona sintética no te funciona, o si simplemente quieres explorar otras opciones, hay una alternativa a la T4 sintética disponible: la hormona tiroidea animal.

La marca más popular de hormonas tiroideas animales es Armor, una combinación de T3 y T4 hecha de glándulas tiroides de cerdo. La hormona animal fue el estándar a lo largo del siglo xix, hasta que la hormona tiroidea sintética apareció.

Si bien las hormonas tiroideas de los animales son más «naturales» que las hormonas sintéticas, hay algunos factores a considerar antes de decidirse sobre este tratamiento. Por ejemplo, sólo porque el tratamiento sea natural no significa que sea seguro. En primer lugar, la hormona tiroidea animal no puede ser purificada como la hormona sintética, y es difícil juzgar los efectos de una hormona impura en el cuerpo. En segundo lugar, la cantidad real de T3 y T4 en las píldoras de tiroides de animales es mucho menos precisa que la cantidad de T4 de la hormona sintética y puede variar de una marca a otra. Finalmente, es importante tener en cuenta que el equilibrio hormonal en el cuerpo de un animal es muy diferente al del cuerpo humano, por lo que es difícil decir con certeza que la hormona tiroidea animal sea un tratamiento eficaz para los humanos.[4]

SUPLEMENTOS DE VITAMINAS Y MINERALES

Debido a que las multivitaminas pueden contener suplementos que pueden interferir con la medicación para la Hashimoto, es posible que tengas que considerar la ingesta de suplementos individuales de vitaminas y minerales. Éstas son algunas de las vitaminas y minerales que beneficiarán a los pacientes que luchan contra la enfermedad de Hashimoto.

ZINC: Las personas con enfermedad de Hashimoto y/o hipotiroidismo a menudo tienen una deficiencia de zinc. El zinc desempeña un papel clave en el apoyo a la función inmunológica sana, así como a los antiinflamatorios, ayudando a reducir el estrés oxidativo y la inflamación crónica.

Además, el zinc ayuda a controlar la respuesta inmunitaria del cuerpo, lo que podría reducir la autoinmunidad; esto es particularmente beneficioso para la enfermedad de Hashimoto.[5] Existe un delicado equilibrio entre los niveles adecuados de zinc y la sobredosis, así que ten mucho cuidado al tomar suplementos de zinc.[6]

---

4. Ibíd.

5. Westin Childs, *Hashimoto's Diet Guide: How to Heal Your Thyroid and Boost Your Metabolism with the Thyroid Reset Diet* (Amazon Digital Services, 2015), Kindle edition.

6. «How to Boost Your Immune System» Harvard Health Publications, accesible (15-05-2016), www.health.harvard.edu/staying-healthy/how-to-boost-your-immune-system

SELENIO: Este mineral juega un papel importante en la conversión de T4 a T3. Es posible tener niveles normales de T4 en el torrente sanguíneo, incluso si tienes deficiencia de selenio y zinc, pero tu cuerpo no podrá completar el proceso de conversión normalmente. Como agente antiinflamatorio, el selenio puede ayudar a reducir la autoinmunidad y retardar la progresión de la enfermedad de Hashimoto. Puedes tomar suplementos orales de selenio a diario o una taza de leche de coco para obtener el valor diario recomendado.[7]

YODO: Uno de los suplementos más importantes para la función saludable de la tiroides es el yodo. Desafortunadamente, las personas con Hashimoto o hipotiroidismo pueden desarrollar una mayor sensibilidad al yodo, hasta el punto en que comer alimentos ricos en yodo o tomar gotas de yodo puede empeorar los síntomas del hipotiroidismo. Consulta a tu médico para determinar tu valor diario recomendado de yodo, que variará dependiendo de una serie de factores como la edad, el sexo y el peso. Las mujeres embarazadas tienen una mayor necesidad de yodo para ayudar a apoyar el crecimiento y el desarrollo del feto.

MAGNESIO: Muchas personas con enfermedad de Hashimoto e hipotiroidismo presentan deficiencias en magnesio. Este mineral desempeña un papel importante para ayudar al cuerpo a absorber y utilizar el yodo adecuadamente; es por ello que las deficiencias de yodo y las de magnesio frecuentemente tienen lugar al mismo tiempo. Puedes aumentar el consumo de aguacates, pescado y verduras de hojas verde oscuro para aumentar tu ingesta diaria de magnesio. Si bien el magnesio puede ser beneficioso para los pacientes de Hashimoto, también puede interferir con la medicación, si se toma dentro de las 4 horas posteriores al tratamiento con T4. Si estás tomando suplementos de magnesio y tratamientos T4, asegúrate de espaciarlos con, al menos, 4 horas de diferencia.

---

7. «5 Essential Supplements for Optimal Thyroid Health» Natural Endocrine Solutions, accesible (15-05-2016), www.naturalendocrinesolutions.com/articles/5-essential-supplements-optimal-thyroid-health

VITAMINA B: Estas vitaminas juegan un papel en el apoyo a la salud óptima de la tiroides. Al igual que el magnesio, las vitaminas B ayudan al cuerpo a absorber y utilizar yodo a nivel celular. Las vitaminas B2 y B6 son particularmente valiosas para el apoyo del sistema inmunológico.

VITAMINA D: Esta vitamina juega un papel clave en el mantenimiento de un sistema inmunológico saludable, por lo que puede ser un suplemento muy beneficioso para las personas con una enfermedad autoinmune como la de Hashimoto. El apoyo a esta teoría proviene de varios estudios que demostraron que la gente que padecía tuberculosis respondía bien a la luz solar natural y muchos pacientes que padecían esta enfermedad también experimentaban enfermedades autoinmunes. Los efectos del suplemento de vitamina D sobre la inmunidad aún se están estudiando.[8]

Suplementos adicionales

DSF: Suplemento de soporte suprarrenal, los DSF pueden ser muy útiles para las personas con Hashimoto o hipotiroidismo. Como se ha mencionado anteriormente, la función suprarrenal está estrechamente relacionada con la función tiroidea, por lo que tomar un suplemento como éste podría ayudar al organismo a recuperarse del daño de la tiroides. Este suplemento contiene vitaminas, minerales, antioxidantes, glandulares (tejidos animales que pueden neutralizar las reacciones antígeno-anticuerpo) y fitoquímicos (compuestos químicos que se encuentran en las plantas que pueden reducir el riesgo de padecer enfermedades crónicas), todos los cuales trabajan juntos para mantener el funcionamiento del cuerpo adecuadamente.[9]

---

8. «How to Boost Your Immune System». Harvard Health Publications, accesible (15-05-2016), www.health.harvard.edu/staying-healthy/how-to-boost-your-immune-system

9. Westin Childs, *Hashimoto's Diet Guide: How to Heal Your Thyroid and Boost Your Metabolism with the Thyroid Reset Diet* (Amazon Digital Services, 2015), Kindle edition.

ACEITE DE PESCADO: Los ácidos grasos esenciales (tanto omega-3 como omega-6) desempeñan un papel clave en la reducción de la inflamación. La inflamación crónica es un efecto secundario común de la enfermedad autoinmune, por lo que tomar suplementos de aceite de pescado a diario puede ayudar a mantener este efecto secundario en particular bajo control. En general, también se sabe que los ácidos grasos ayudan a mejorar la función de las células T (un tipo de glóbulo blanco).

EQUINÁCEA: Es posible que ya estés familiarizado con la equinácea como un suplemento natural para prevenir o reducir la gravedad de los resfriados. Sus efectos de estimulación inmunológica podrían ser potencialmente beneficiosos para quienes padecen enfermedades autoinmunes, aunque todavía no hay pruebas definitivas que confirmen esta teoría.[10]

PROBIÓTICOS: Debido a que el 80 % del sistema inmunitario está localizado en el intestino, muchas enfermedades autoinmunes como la de Hashimoto contribuyen a los desequilibrios del intestino o al síndrome del intestino permeable (*véase* página 219 para obtener más información sobre estos trastornos). Tomar un probiótico diario ayuda a restaurar la flora natural en el tracto digestivo, mejorando la función digestiva y reduciendo la autoinmunidad.[11]

---

10. «How to Boost Your Immune System» Harvard Health Publications, accesible (15-05-2016), www.health.harvard.edu/staying-healthy/how-to-boost your-immune-system

11. Nikolas Hedberg and Danielle Cook, *The Complete Thyroid Health and Diet Guide: Understanding and Managing Thyroid Disease* (Toronto, ON, Robert Rose, 2015).

SUPLEMENTOS QUE PUEDEN INTERFERIR CON EL TRATAMIENTO PARA LA ENFERMEDAD DE HASHIMOTO

Además de la terapia de reemplazo de hormonas tiroideas, se pueden prescribir otros suplementos para ayudar a controlar los síntomas de Hashimoto o de hipotiroidismo. Es importante tener en cuenta que ciertos medicamentos y suplementos pueden interferir con la capacidad de tu cuerpo para absorber y utilizar la hormona sintética, así que sigue las instrucciones del médico con mucho cuidado y verifica las interacciones de los medicamentos con la lectura del prospecto de cada uno. Los medicamentos o suplementos que pueden interferir con la T4 sintética, si se toman dentro de las 4 horas posteriores al tratamiento incluyen:

- Suplementos de calcio.
- Hidróxido de aluminio (encontrado en antiácidos).
- Suplementos de hierro.
- Colestid y colestiramina (medicamentos para reducir el colesterol).
- Suplementos de magnesio.
- Sucralfato (tratamiento de úlceras).
- Raloxifeno (tratamiento de la osteoporosis).
- Alimentos a base de soja.

Si necesitas tomar alguno de estos medicamentos o suplementos, puedes seguir haciéndolo incluso si estás tomando un medicamento de hormona sintética; ten en cuenta que estos suplementos pueden afectar la capacidad del organismo para absorber la hormona sintética. La mejor manera de evitar las interacciones negativas entre la medicación para la tiroiditis de Hashimoto y cualquier suplemento que estés tomando es esperar 4 horas después de tomar tu hormona tiroidea para ingerir cualquier suplemento adicional. En muchos casos, se recomienda tomar la píldora para la tiroides a primera hora de la mañana o por la noche antes de acostarse, por lo que debería ser fácil trabajar con los otros suplementos en este horario.

Aunque algunos suplementos pueden interferir con la medicación de Hashimoto, ciertos suplementos pueden ser muy beneficiosos si se toman simultáneamente con la terapia de reemplazo de hormona tiroidea.

A estas alturas, ya deberías tener un conocimiento básico de los diversos tratamientos disponibles para la enfermedad de Hashimoto y cómo funciona cada uno de ellos. Depende de ti y de tu médico crear un plan de tratamiento personalizado y, una vez que lo tengas, es imperativo que lo cumplas. Cuando se empieza la terapia de reemplazo hormonal, deberás comenzar a sentir los efectos del tratamiento dentro de las 2 semanas siguientes, aproximadamente. Asegúrate de asistir a las citas de seguimiento de rutina con tu médico y toma nota de los efectos secundarios que puedas experimentar.

CAPÍTULO 5

RECOMENDACIONES DIARIAS

«El Protocolo Autoinmune (AIP) [es] una dieta estilo paleo que proporciona alimentos nutritivos a la vez que promueve la curación intestinal y reduce la inflamación. La dieta paleo tiene un enfoque simple para los alimentos. Es un estilo de vida basado en la alimentación de nuestros ancestros. Las personas que siguen la dieta paleo comen los alimentos que más se aproximan a lo que comían nuestros antepasados: alimentos integrales, de temporada, que se pueden cazar o recolectar».

KAREN FRAZIER, El libro de cuece y el plan de acción de Hashimoto[1]

Si bien el tratamiento primario para la enfermedad de Hashimoto es la terapia de reemplazo de la hormona tiroidea, también se pueden realizar cambios en la dieta y el estilo de vida para complementar el tratamiento médico. Ciertos hábitos alimenticios y de higiene de vida se han relacionado con la enfermedad autoinmune y, en particular, con la enfermedad de Hashimoto, por lo que hacer un esfuerzo para romper con dichos hábitos podría ayudar a asegurar el éxito del tratamiento. Recuerda, la Hashimoto afecta a cada persona de manera diferente, por lo que los cambios en la dieta que podrían ayudar a reducir los síntomas en una persona pueden no ser eficaces en otra. De la misma manera que es posible que necesites modificar la dosis del tratamiento con hormonas sintéticas, tal vez tengas que experimentar con diferentes modificaciones en la dieta para que ésta te funcione.

---

1. Karen Frazier, *The Hashimoto's Cookbook and Action Plan: 31 Days to Eliminate Toxins and Restore Thyroid Health through Diet* (Berkeley, CA, Rockridge Press, 2015).

En este capítulo, aprenderás lo básico sobre las recomendaciones dietéticas para los pacientes de Hashimoto. Descubrirás qué alimentos pueden desencadenar o exacerbar la respuesta inmune, así como cuáles son beneficiosos para tu sistema inmunológico y tu glándula tiroides. También encontrarás recomendaciones dietéticas sobre las cantidades que debes consumir de cada uno de los principales grupos de alimentos en cada ingesta. Se han diseñado varias dietas para ayudar a tratar enfermedades autoinmunes o problemas de tiroides, y las recomendaciones en este capítulo combinan los elementos clave de cada una de esas dietas para ayudarte a maximizar su potencial de curación.

OBJETIVOS DE LOS CAMBIOS DIETÉTICOS PARA LA ENFERMEDAD DE HASHIMOTO

Los objetivos de la dieta de Hashimoto son reducir la inflamación crónica, equilibrar las hormonas y reparar el daño autoinmune (sobre todo el daño intestinal). Aunque cada persona responde a la Hashimoto y al hipotiroidismo de una manera diferente, se sabe que ciertos cambios en la dieta son beneficiosos para las enfermedades autoinmunes y de la tiroides en general. Éstos son los cambios dietéticos recomendados que te ayudarán a lograr los objetivos anteriores. Puede que tengas que modificar la dieta aquí y allá, pero la mejor manera de empezar a elaborar una dieta de Hashimoto es, siempre, sobre una base paleo sin gluten.

RECOMENDACIONES PARA UNA DIETA BÁSICA

La dieta de Hashimoto es una dieta paleo sin gluten, diseñada para reparar el daño causado por la propia respuesta autoinmune del cuerpo. Las enfermedades autoinmunes como la de Hashimoto responden muy bien a las dietas de eliminación, como la paleo. Una dieta de eliminación requiere que elimines ciertos alimentos o tipos de alimentos de la dieta y, al hacerlo, le des a tu cuerpo la oportunidad de curarse y recuperarse del daño autoinmune. Después del período de recuperación, puedes elegir reintroducir los alimentos potencialmente problemáticos uno por uno, progresivamente, para evaluar la respuesta de tu organismo. Si experimentas una reacción negativa, debes continuar omitiendo esos alimentos de tu dieta. Si bien las dietas de eliminación, como la paleo, son altamente eficaces para las enfermedades autoinmunes, es importante recordar que la Hashimoto es algo más que una enfermedad autoinmune; también es una dolencia de la tiroides, por lo que se requieren modificaciones dietéticas adicionales para restaurar la función de dicha glándula.

El protocolo paleo autoinmune

El plan de dieta de Hashimoto se basa en el Protocolo paleo Autoinmune (AIP), que es una dieta paleo, sin gluten, diseñada para aliviar los síntomas causados por una enfermedad autoinmune. Aunque se lanzó hace poco, el AIP es un enfoque dietético que lleva muchos años en proceso. Comenzó con un artículo del radiólogo S. Boyd Eaton. Este artículo, titulado «Nutrición paleolítica», se publicó en 1985 en el *New England Journal of Medicine*. El documento exploró los beneficios potenciales para la salud de seguir un plan de nutrición de estilo paleolítico y ha influido en el trabajo y los estudios de muchos médicos e investigadores, especialmente en el tratamiento de enfermedades autoinmunes. A Loren Cordain, una fisióloga especializada en nutrición, generalmente se le atribuye la realización de gran parte de la investigación que condujo a la creación del protocolo AIP, pero el primer libro escrito en su totalidad sobre el protocolo fue *The paleo Approach*. Este libro fue escrito por Sarah Ballantyne, científica e investigadora médica, y se publicó en 2013.

El AIP no es solamente una dieta de moda, sino que está diseñado para conseguir un cambio de estilo de vida a largo plazo para ayudarte a reducir y controlar los síntomas de Hashimoto. Al combinar esta dieta con las terapias médicas, incluso podrás revertir el hipotiroidismo y poner a la Hashimoto en remisión.[2]

---

2. *The Autoimmune paleo Cookbook & Action Plan: A Practical Guide to Easing Your Autoimmune Disease Symptoms with Nourishing Food* (Berkeley, CA, Rockridge Press, 2015).

El AIP se basa en la dieta paleo, que se centra en alimentos frescos e integrales que no hayan sido procesados –o lo estén mínimamente–. El error más común es creer que la dieta paleo se centra en comer carne (especialmente de cerdo), pero eso es una exageración absurda. El verdadero corazón de la dieta paleo está compuesto de alimentos saludables naturalmente repletos de nutrientes. Esto incluye alimentos como fruta y verdura frescas, carne magra, pescado y marisco, frutos secos y semillas crudas, grasas y aceites saludables, hierbas y especias.

Los alimentos integrales, como los que se incluyen en la dieta paleo, son ricos en varios compuestos beneficiosos que ayudan al cuerpo a curarse de la inflamación crónica y otros impactos de la enfermedad de Hashimoto. Por ejemplo, los componentes de plantas enteras son ricos en fitonutrientes, que tienen propiedades naturales preventivas de enfermedades. Los fitonutrientes (también conocidos como fitoquímicos) incluyen antioxidantes, que protegen a las células contra el daño de los radicales libres; flavonoides, que tienen beneficios antiinflamatorios; y los polifenoles, que pueden reducir los efectos del estrés oxidativo, una de las causas principales de enfermedades crónicas como las enfermedades cardíacas, la diabetes tipo 2 y el cáncer. Los alimentos integrales también son ricos en vitaminas y minerales esenciales, además de ser fuentes saludables de los tres macronutrientes clave: proteínas, carbohidratos y grasas.[3]

La dieta paleo excluye cualquier alimento que no estuviera disponible para nuestros antepasados del Paleolítico. Durante el Paleolítico, los humanos eran cazadores-recolectores; subsistían gracias a los alimentos que podían ser atrapados o recolectados. Esto incluye carnes y pescados frescos, frutas y verduras, frutos secos y semillas. La dieta paleo moderna comienza con esta base, pero se ha ampliado para incorporar otros alimentos básicos como edulcorantes naturales, aceites saludables, hierbas frescas y secas, y especias. Básicamente, la dieta paleo incluye cualquier alimento que haya sido mínimamente alterado por los humanos o que no requiera pasteurización ni procesamiento alguno para hacerlo comestible.

---

3. «What Are Phytonutrients?» Fruits & Veggies More Matters, accesible (15-05-2016), www.fruitsandveggiesmorematters.org/what-are-phytochemicals

Los principales grupos de alimentos
para la dieta de Hashimoto

El AIP comienza con la dieta paleo como base porque incluye alimentos que son naturalmente densos en nutrientes y es poco probable que contribuyan a la pérdida de flora del intestino u otros problemas intestinales. También se sabe que los alimentos saludables y naturales en los que se basa el AIP reducen la inflamación, regulan el equilibrio hormonal y disminuyen las deficiencias de micronutrientes. La dieta de Hashimoto se basa en gran medida en el AIP, sin embargo se desvía de manera importante, particularmente en los alimentos y grupos de alimentos que se deben evitar debido a su potencial para contribuir a enfermedades autoinmunes y problemas de hipotiroidismo. Por ejemplo, la dieta de Hashimoto se centra en frutas y verduras frescas, carnes magras, pescados y mariscos, grasas saludables, productos de coco y alimentos fermentados. Los alimentos adicionales que curan la tiroides y que son ricos en yodo, selenio y otros nutrientes clave también son importantes. En su mayor parte, estos alimentos se alinean con el AIP. En cuanto a los alimentos que están excluidos de la dieta, el AIP excluye las alubias y las legumbres, el gluten, los cereales, los productos lácteos, los productos de soja, el azúcar y los edulcorantes artificiales. La dieta de Hashimoto difiere del AIP en las exclusiones adicionales de alimentos goitrogénicos, frutos secos, semillas, huevos y vegetales de color oscuro. Estos grupos de alimentos se explican en detalle a continuación.

VERDURAS: Las verduras crudas están cargadas de nutrientes saludables que pueden mejorar la nutrición general y ayudar a curar el sistema digestivo. Las verduras con almidón como la calabaza y el boniato (con moderación) pueden ayudar a satisfacer las necesidades de carbohidratos complejos, además de aumentar la ingesta de fibra dietética. Los carbohidratos complejos proporcionan al cuerpo energía de combustión lenta y fibra dietética esencial para una digestión saludable. Con la excepción de las hortalizas con almidón o tubérculos, las verduras solanáceas (*véase* página 59) y las verduras goitrogénicas (*véase* página 56), puedes disfrutar de todas las demás verduras libremente.

FRUTAS: Las frutas frescas y congeladas son ricas en fibra dietética y nutrientes saludables, ayudando a satisfacer el gusto por lo dulce sin azúcares refinados o artificiales. Muchas frutas como los arándanos, las naranjas y las cerezas también son ricas en antioxidantes, que ayudan a curar las células del daño de los radicales libres. Asegúrate de limitar el consumo de frutas goitrogénicas como fresas, melocotones y peras. Disfruta de las frutas secas con moderación porque tienen más fructosa concentrada que una porción de fruta fresca de tamaño similar. También debes asegurarte de que cualquier fruta seca o congelada que ingieras no tenga azúcar añadido; trata de limitar el consumo diario de azúcar a no más de 20 g/día. Esto equivale a aproximadamente 2 manzanas medianas, 2 tazas de uvas, 5 tazas de bayas o 1 taza de fruta seca.

CARNES MAGRAS, PESCADOS Y MARISCOS: Las mejores fuentes de proteínas para la dieta de Hashimoto son los cortes magros de carnes alimentadas con pasto, aves de corral, así como pescados y mariscos salvajes.

GRASAS SALUDABLES: Las mejores grasas y aceites saludables para usar en la dieta de Hashimoto incluyen el aguacate, el aceite de coco, el ghee alimentado con pasto, la manteca de cerdo, el aceite de oliva virgen extra y el sebo. Las grasas animales como la manteca de cerdo y el sebo son ricas en sabor, al igual que los ácidos grasos omega-3: el omega-3 favorece la función saludable de la tiroides y también puede ayudar a mejorar el equilibrio hormonal. Las grasas y los aceites enumerados aquí son ricos en grasas monoinsaturadas y triglicéridos de cadena media (MCT), que ayudan a reducir la inflamación y aumentan la inmunidad. El ghee es mantequilla clarificada de la que se han eliminado las proteínas y los azúcares de la leche (como la lactosa y la caseína). Muchos lo consideran una grasa compatible con la dieta paleo, pero deberías valorar cómo responde tu organismo.

HIERBAS Y ESPECIAS: Las hierbas y especias frescas o secas no sólo son ricas en nutrientes, sino que también son una excelente manera de añadir sabor a los alimentos. Disfruta de la albahaca, el cilantro, el perejil, el eneldo y otras hierbas, así como el ajo, la cebolla y el jengibre. Asegúrate de evitar las hierbas y especias que provienen de semillas (como el comino, el cilantro y la nuez moscada), y de pimientos como la pimienta de cayena, el chile en polvo y la paprika.

PRODUCTOS DE COCO: El coco fresco y los productos de coco, como la leche de coco, la harina de coco y el aceite de coco, están cargados de nutrientes que son buenos para el sistema inmunológico. El coco contiene nutrientes y compuestos con propiedades antivirales, antibacterianas y antifúngicas naturales, por no mencionar una gran cantidad de grasas saludables.

ALIMENTOS FERMENTADOS: Uno de los objetivos principales de la dieta de Hashimoto es curar el sistema digestivo, y los alimentos fermentados son una herramienta poderosa para la digestión. El proceso de fermentación aumenta significativamente las enzimas digestivas en un alimento, lo que lo convierte en un probiótico natural.[4] Algunos ejemplos de alimentos y bebidas fermentados para disfrutar en la dieta de Hashimoto son el yogur de coco, la kombucha, el kéfir de agua y las verduras fermentadas, siempre que no sean solanáceas (página 59) o alimentos goitrogénicos (página 56).

ALIMENTOS ADICIONALES: Los vinagres, como el vinagre balsámico, el vinagre de sidra, el vinagre de vino tinto y el vinagre de vino blanco, están permitidos en la dieta de Hashimoto. También se permiten pequeñas cantidades de edulcorantes naturales como la miel y el sirope de arce puro. En cuanto a las bebidas, concéntrate en las infusiones, el té verde y el agua, evitando el alcohol y las bebidas azucaradas.

---

4. Karen Frazier, *The Hashimoto's Cookbook and Action Plan: 31 Days to Eliminate Toxins and Restore Thyroid Health through Diet* (Berkeley, CA, Rockridge Press, 2015).

Alimentos para curar la tiroides

Además de aumentar el consumo de los diversos alimentos mencionados precedentemente, trata de comer más de los siguientes alimentos ricos en minerales, que pueden ayudar a curar tu tiroides:

ALIMENTOS RICOS EN YODO: Los alimentos ricos en yodo pueden ayudar a revertir el daño de la tiroides. Algunos ejemplos son la sal yodada y las algas marinas como el kombu, la nori y el wakame, así como fuentes menores como los arándanos, el bacalao, las gambas, los plátanos y las judías verdes.

ALIMENTOS RICOS EN SELENIO: Los alimentos ricos en selenio incluyen mariscos, aves de corral, carne de cerdo y carnes rojas.

ALIMENTOS CON ALTO CONTENIDO DE ZINC, MAGNESIO Y VITAMINAS B Y D: Estas vitaminas y minerales son estimulantes de la tiroides. Los alimentos ricos en zinc incluyen carne de res magra y aves de corral, ostras y cangrejos. Las fuentes alimenticias de magnesio incluyen verduras de hoja verde, aguacates, plátanos y pescados. Las vitaminas B se encuentran en la mayoría de los productos animales. El hígado de res, el zumo de naranja, los champiñones y el pescado azul se encuentran entre los alimentos ricos en vitamina D.

Dependiendo de tu tratamiento, tu médico puede recomendarte que tomes suplementos dietéticos para aumentar la ingesta diaria. Ten en cuenta que las fuentes naturales de vitaminas y minerales son mucho más valiosas porque el organismo puede digerirlas y absorberlas de manera más eficaz. Sin embargo, si tienes problemas para satisfacer la ingesta diaria mediante fuentes naturales, los suplementos dietéticos son una buena alternativa.

Alimentos que deben evitarse

La dieta paleo requiere evitar semillas y legumbres porque han sido alterados por los humanos y se producen a través de prácticas agrícolas que no estaban disponibles durante la era del Paleolítico. Los productos de azúcar y alcohol procesados también están excluidos de la dieta, al igual que los productos lácteos, ya que también provienen de la práctica neolítica de criar ganado. En resumen, la dieta paleo es una dieta sin gluten, sin semillas, sin azúcar (excepto los edulcorantes naturales) y sin lácteos.[5] Ésta es la base sobre la cual se construye el Protocolo Autoinmune, pero la dieta de Hashimoto exige algunas exclusiones adicionales, tales como alimentos goitrogénicos, frutos secos, semillas, huevos y verduras solanáceas.

Alimentos goitrogénicos

Muchas personas que tienen hipotiroidismo inducido por la deficiencia de yodo perciben que el consumo de alimentos goitrogénicos exacerba los síntomas de Hashimoto. Estos alimentos contienen compuestos llamados goitrógenos que pueden afectar a la capacidad de la tiroides para producir hormonas tiroideas. Los alimentos goitrogénicos pueden afectar a la tiroides de diferentes maneras, y algunos de ellos tienen un efecto mayor en la tiroides que otros. Por ejemplo, las verduras crucíferas pueden inhibir el metabolismo del yodo, que puede afectar la función tiroidea saludable, y pueden inducir la producción de anticuerpos que reaccionan de forma cruzada con la glándula tiroides.[6]

Existe una gran controversia en la comunidad médica acerca de los efectos potencialmente dañinos de los alimentos goitrogénicos, mientras que algunas personas no están de acuerdo con estos alimentos, hay que tener en cuenta que muchos de ellos contienen nutrientes muy interesantes y otros compuestos beneficiosos que, realmente, pueden ayudar a la función saludable de la tiroides. Por ejemplo, los vegetales crucíferos goitrógenos, como el brócoli y la coliflor, son ricos en antioxidantes que combaten el cáncer, mientras que los tubérculos goitrógenos, como los boniatos y los nabos, son fuentes saludables de carbohidratos complejos. Las

---

5. Ibíd.

6. Marcelle Pick, «Goitrogens and Thyroid Health–The Good News!» Women to Women, accesible (15-05-2016), www.womentowomen.com/thyroid-health/goitrogens-and-thyroid-health-the-good-news

fresas y los boniatos son ricos en carotenoides, mientras que otras frutas y verduras contienen una variedad importante de vitaminas y minerales esenciales.

Cuando se trata de consumir alimentos goitrogénicos en la dieta de Hashimoto, es mejor limitar su consumo durante los primeros 30 días hasta que el cuerpo se cure del daño de la tiroides. Después, se puede optar por reintroducir estos alimentos lentamente, siempre que el organismo sea capaz de tolerarlos. Al limitar el consumo de alimentos goitrogénicos durante los primeros 30 días, es mejor consumir no más de 6 a 8 porciones de frutas y verduras goitrogénicas por semana. Puedes desactivar la actividad goitrogénica de estos alimentos y minimizar aún más los posibles efectos negativos al cocerlos al vapor o fermentarlos, aunque comer alimentos goitrogénicos crudos, a razón de 2 o 3 porciones por semana, generalmente no es perjudicial. Una porción de alimento goitrogénico equivale a 2 tazas de verduras de hoja crudas, 1 taza de frutas o verduras cocidas o ½ taza de frutas o verduras crudas.

Los alimentos goitrogénicos son:

- Alimentos que contienen gluten.
- Productos de soja como edamame, tempeh, tofu.
- Canola.
- Verduras crucíferas como la rúcula, el bok choy, el brócoli, la coliflor, las coles de Bruselas, el repollo, la col china (napa), la col rizada, el colinabo, la mostaza, el nabo, el berro.
- Ciertos tubérculos como la yuca, el rábano picante, colinabos, camotes, nabos, wasabi.
- Ciertas frutas como melocotones, peras, fresas.
- Espinacas.
- Ciertos frutos secos, semillas y legumbres (semillas de lino, piñones, cacahuetes).

GLUTEN: Los alimentos que contienen gluten no sólo son posibles goitrógenos, sino que también representan un problema para las personas con enfermedades autoinmunes. El gluten es un tipo de proteína que se encuentra en el trigo, la cebada, el centeno y el triticale, y en muchos alimentos procesados. Eliminar el gluten de la dieta puede ayudar a reducir la inflamación (especialmente en el intestino) y puede ayudar a reducir problemas psicológicos y mentales como la depresión, la irritabilidad, el aturdimiento cerebral y los problemas de memoria.

GRANOS: La dieta paleo requiere evitar todos los granos, incluidos la avena, el maíz, la quinoa, el arroz y el mijo, y no sólo los granos que contienen gluten. El consumo de granos se ha relacionado con la inflamación crónica, y también puede exacerbar los síntomas de una enfermedad autoinmune en algunas personas. Para los que sufren la enfermedad de Hashimoto, comer granos puede contribuir al desequilibrio de azúcar en sangre, que puede afectar a los niveles hormonales, y el equilibrio hormonal es esencial para el manejo de Hashimoto. Tras, aproximadamente, 30 días de dieta, puedes reintroducir los granos sin gluten uno por vez, para ver cuáles tolera tu cuerpo, si es que tolera alguno.

LEGUMBRES: Este grupo de alimentos incluye alubias, garbanzos, lentejas, guisantes y cacahuetes. Las leguminosas contienen fitatos y lectinas, un compuesto que también se encuentra en los granos y que puede provocar reacciones autoinmunes en algunas personas. Las legumbres también se han relacionado con la inflamación crónica y el síndrome del intestino permeable, por lo que deben evitarse en la dieta de Hashimoto. Las judías verdes frescas se consideran seguras porque contienen muchos menos compuestos nocivos, como los fitatos y las lectinas, que se encuentran en las legumbres secas. En grandes cantidades, estos compuestos pueden dañar el revestimiento de los intestinos e interferir con la absorción de nutrientes.

LÁCTEOS: La leche y los productos lácteos contienen dos sustancias que pueden ser perjudiciales para las personas con problemas autoinmunes y de tiroides: la caseína y la lactosa. La caseína, una proteína, es muy similar en estructura biológica al gluten. La lactosa es un tipo de azúcar que causa graves problemas a muchas personas porque no pueden digerirla. Al igual que con los granos sin gluten, es posible que puedas volver a introducir los productos lácteos progresivamente para ver si tu cuerpo puede absorberlos sin problemas. Espera hasta que hayas estado haciendo la dieta unos 30 días antes de intentarlo.

AZÚCAR Y EDULCORANTES ARTIFICIALES: El consumo excesivo de azúcar puede aumentar la glucosa en sangre y los niveles de insulina, así como agravar la inflamación en el organismo. Evita todas las formas de azúcar procesada, incluido el azúcar moreno, el sirope de maíz con alto contenido de fructosa, la melaza, el azúcar en polvo y el azúcar blanco. También los edulcorantes artificiales como el aspartamo, la sucralosa y los alcoholes de azúcar. Sin embargo, puedes disfrutar de pequeñas cantidades de edulcorantes naturales (miel cruda, sirope de agave y sirope de arce puro), pero no más de 1 cucharada por día.

GRASAS POCO SALUDABLES: Evita todas las grasas trans, aceites vegetales y margarinas. Las grasas trans se producen al hidrogenar aceites vegetales y pueden aumentar tus niveles de LDL o «colesterol malo» al mismo tiempo que reducen tus niveles de HDL o «colesterol bueno». También debes evitar los aceites de frutos secos y aceites de semillas como el aceite de almendras y de sésamo. Se permiten aceites saludables como el aceite de coco y el aceite de oliva.

PRODUCTOS DE SOJA: Cualquier persona con cualquier tipo de enfermedad autoinmune debe evitar los productos de soja, incluidos el tofu, los brotes de soja, el edamame, el miso, el MSG, la salsa de soja, el tempeh, la salsa teriyaki y la proteína vegetal texturizada. En Estados Unidos, más del 90 % de los cultivos de soja han sido modificados genéticamente; dichos cultivos a menudo contienen altos niveles de pesticidas químicos e insecticidas, toxinas que pueden desencadenar enfermedades autoinmunes. Además, la soja es una leguminosa y un alimento altamente goitrogénico, por lo que debe ser excluida totalmente de la dieta de Hashimoto.

Frutos secos y semillas: Mientras que los frutos secos y las semillas están permitidos en la dieta paleo, no se incluyen en el AIP ni en la dieta de Hashimoto. Las nueces se encuentran entre las causas más comunes de alergias alimentarias, y se sabe que tanto las nueces como las semillas causan problemas en las personas con enfermedades autoinmunes. Evita todas las nueces, frutos secos en general y semillas, incluyendo mantequillas, harinas y aceites hechos de frutos secos o semillas.

Huevos: Otro alimento alergénico común son los huevos, que causan problemas en personas con enfermedades autoinmunes. También pueden contribuir a la inflamación intestinal y al síndrome del intestino permeable. Las claras de huevo son particularmente problemáticas, aunque debes evitar las claras y las yemas durante al menos 30 días mientras sigues la dieta de Hashimoto. Después de este tiempo, es posible que puedas volver a introducir los huevos una vez que tu cuerpo se haya curado de la inflamación crónica y del daño intestinal.

Solanáceas: Se sabe que esta familia de plantas causa inflamación y también puede contribuir al síndrome del intestino permeable y la enfermedad autoinmune porque puede causar inflamación y reducir la capacidad del cuerpo para absorber nutrientes clave como la vitamina D. Las solanáceas incluyen tomates, patatas, berenjenas, pimientos, así como ciertas especias como la paprika, la cayena y el chile en polvo.

Errores dietéticos a evitar

Elaborar una dieta para minimizar la enfermedad de Hashimoto y los síntomas de hipotiroidismo puede ser complicado, sobre todo porque el cuerpo de cada persona reacciona de una manera diferente a los cambios en la dieta. Aquí hay algunos errores dietéticos que todas las personas con enfermedad de Hashimoto deberían evitar.

ALIMENTOS PARA DISFRUTAR LIBREMENTE		ALIMENTOS CON MODERACIÓN

ALIMENTOS PARA DISFRUTAR LIBREMENTE

VERDURAS
- Alcachofa
- Apio
- Calabaza larga
- Cebollas
- Champiñones
- Endivias
- Espárrago
- Hojas de remolacha
- Judías verdes
- Lechuga
- Pepino

FRUTA
- Albaricoque
- Arándanos
- Chirimoya
- Dátiles
- Granada
- Higos
- Kiwi
- Lima
- Limón
- Mango
- Manzana
- Melón
- Moras
- Naranja
- Papaya
- Piña
- Plátano
- Sandía
- Uvas

HIERBAS
- Ajo
- Albahaca
- Canela
- Cilantro
- Jengibre
- Menta
- Orégano
- Perejil
- Romero
- Tomillo

ALIMENTOS FERMENTADOS
- Kéfir de agua
- Kombucha
- Verduras fermentadas
- Vinagre
- Yogur de coco

GRASAS SALUDABLES
- Aceite de aguacate
- Aceite de coco
- Aceite de oliva
- Ghee
- Sebo

CARNES (Magras)
- Cabra
- Cerdo
- Cordero
- Ternera
- Venado

AVES (En libertad)
- Faisán
- Pato
- Pavo
- Perdiz
- Pollo

PESCADOS (Salvajes)
- Moluscos
- Marisco

OTROS
- Caldo de huesos
- Infusiones
- Productos de coco (leche, crema, etc.)
- Té (negro, verde, blanco, rojo)

ALIMENTOS CON MODERACIÓN

VERDURAS GOITROGÉNICAS
- Berros
- Bok choy
- Boniato
- Brócoli
- Calabaza redonda
- Coles de Bruselas
- Coliflor
- Colinabo
- Guisantes
- Hojas de mostaza
- Kale
- Nabos
- Rábanos
- Rúcula
- Rutabaga

OTRAS VERDURAS
- Acelgas
- Calabaza moscada
- Chirivía
- Espinacas
- Remolacha
- Zanahorias

FRUTAS GOITROGÉNICAS
- Melocotones
- Peras
- Fresas

EDULCORANTES NATURALES
- Miel natural
- Sirope de agave
- Sirope de arce

VERDURAS
- Berenjenas
- Patatas
- Pimientos
- Tomates
- Tomatillos

HIERBAS
- Cardamomo
- Cayena
- Chile en polvo
- Cilantro
- Comino
- Eneldo
- Fenogreco
- Hinojo
- Mostaza en grano
- Nuez moscada
- Paprika

LEGUMBRES
- Alubias
- Arvejas
- Cacahuetes
- Carillas
- Garbanzos
- Guisantes
- Habas
- Judías pintas
- Lentejas
- Soja

LÁCTEOS
- Helado de yogur
- Helados
- Leche
- Leche condensada
- Leche evaporada
- Mantequilla
- Nata líquida
- Natillas
- Queso
- Suero de manteca
- Yogur

HUEVOS
(hasta los 30 días)

GRASAS NOCIVAS
- Aceite de cacahuete
- Aceite de canola
- Aceite de cártamo
- Aceite de maíz
- Aceite de soja
- Aceite hidrogenado
- Grasas saturadas

GRANOS SIN GLUTEN
(hasta los 30 días)
- Alforfón
- Amaranto
- Arroz
- Avena
- Cus-cus
- Espelta
- Kamut
- Maíz
- Mijo
- Quinoa
- Sorgo
- Teff

GRANOS CON GLUTEN
- Cebada
- Centeno
- Trigo
- Triticale

FRUTOS SECOS
- Aceites, harinas y margarinas
- Almendras
- Anacardos
- Avellanas
- Castañas
- Nueces
- Nueces de Brasil
- Nueces de Macadamia
- Nueces pecanas
- Piñones
- Pistachos

SEMILLAS
- Aceites, harinas y margarinas
- Amapola
- Calabaza
- Cáñamo
- Chía
- Lino
- Pipas
- Sésamo

SOJA
- Edamame
- Tempeh
- Tofu

AZÚCAR Y EDULCORANTES ARTIFICIALES
- Alcoholes azucarados
- Aspartamo
- Azúcar blanco
- Azúcar de caña
- Azúcar de maíz
- Azúcar glas
- Azúcar moreno
- Fructosa
- Manitol
- Melazas
- Sirope de maíz
- Sirope de malta
- Stevia
- Sucralosa
- Xilitol

OTROS
- Alimentos procesados
- Alcohol
- Chocolate
- Café *(hasta los 30 días)*

Dietas con calorías restringidas: La restricción de calorías puede empeorar los problemas de tiroides. Cuando se reduce demasiado el consumo de calorías, el cuerpo entra en modo de inanición y aumenta la producción de T3 inversa, la forma inactiva de la hormona T3, para conservar la energía. Como resultado, la producción de hormona tiroidea se ralentiza y la función total de la tiroides podría disminuir hasta en un 50 % después de unas pocas semanas de restricción calórica.[7]

Dietas bajas en grasa: A menudo, las dietas bajas en grasa son altas en azúcar. ¿Por qué es éste el caso? Al crear versiones de alimentos envasados con bajo contenido de grasa, los fabricantes alteran los aceites que utilizan para producir los alimentos. Debido a que dicha alteración cambia el sabor y la textura de los alimentos, los fabricantes aumentan el contenido de azúcar para hacer que resulten más apetecibles.[8] Esta puede ser la razón por la que tantas personas luchan por perder peso cuando se ponen a comer alimentos dietéticos. También contribuyen a un mayor riesgo de resistencia a la insulina, a desequilibrios hormonales relacionados, y los niveles elevados de insulina en la sangre (y la resistencia a la insulina) pueden contribuir a la resistencia de la tiroides y al aumento de la producción de T3 inversa.

Dietas bajas en carbohidratos: Los carbohidratos proporcionan al cuerpo un combustible instantáneo que se puede convertir en la energía necesaria para llevar a cabo tareas metabólicas. Cuando consumimos carbohidratos, el cuerpo produce insulina para ayudar a descomponer los alimentos en glucosa y luego transformar la glucosa en energía. Cuando disminuimos el consumo de carbohidratos, también disminuyen los niveles de insulina. La insulina es muy importante para la función saludable de la tiroides. Ayuda a la conversión de T4 inactivo en T3 activo. Las dietas bajas en carbohidratos también pueden condu-

---

7. Westin Childs, *Hashimoto's Diet Guide: How to Heal Your Thyroid and Boost Your Metabolism with the Thyroid Reset Diet* (Amazon Digital Services, 2015), Kindle edition.

8. Kelly Torrens, «The Truth about Low-Fat Foods» BBC Good Food, accesible (15-05-2016), www.bbcgoodfood.com/howto/guide/truth-about-low-fat-foods

cir a una dolencia conocida como «fatiga suprarrenal» y, como se ha mencionado anteriormente, la función suprarrenal está estrechamente relacionada con la función tiroidea.[9]

Los detalles de la dieta Hashimoto

Ahora que comprendes un poco más cómo ciertos alimentos y grupos de alimentos pueden tener un impacto negativo en tu cuerpo, estás listo para aprender los conceptos básicos de la dieta de Hashimoto. Nuevamente, esta dieta se basa en los principios fundamentales del Protocolo Paleo Autoinmune con algunas modificaciones para ayudar a reducir la inflamación, restaurar la salud intestinal y equilibrar las hormonas.

Porciones y recomendaciones

¿Cuánto debes comer de cada grupo de alimentos? (*Véase* la página 51 para conocer el desglose de los grupos de alimentos). El mejor consejo es seguir una dieta moderada en proteínas, carbohidratos moderados y grasas moderadas. Básicamente, debes seguir una dieta lo más equilibrada posible para garantizar que tu organismo obtenga los nutrientes que necesita en las proporciones adecuadas. Apunta hacia un consumo moderado de carbohidratos de alrededor del 20 al 30 % de las calorías diarias, teniendo en cuenta que los carbohidratos diarios deben provenir de fuentes sin gluten y sin cereales, como la calabaza y los tubérculos. Planea consumir aproximadamente 20 gramos de proteína en cada comida, siempre de fuentes aprobadas, y no tengas miedo de consumir grasas y aceites saludables. Puede usar aplicaciones móviles u online gratuitas como My Fitness Pal para rastrear las proporciones de macronutrientes. Limita el consumo de edulcorantes naturales, así como de frutas. Aquí hay un resumen de las recomendaciones dietéticas diarias para la dieta de Hashimoto.

---

9. B. Mills, «Concept of Stealth Infections» Beyond the Bandaid, accesible (15-05-2016), http://beyondthebandaid.com.au/concept-of-stealth-infections

TIPO DE ALIMENTO	EJEMPLO DE PORCIÓN	INGESTAS AL DÍA	ALIMENTOS LIMITADOS O VETADOS
Proteínas (carne magra, pollo o pescado y marisco)	85 g cocidos (más o menos la palma de la mano)	3	Ninguno
Verdura cruda o cocida	2 tazas de verdura cruda o 1 taza de verdura cocida	4-5	Prohibidas las solanáceas Goitrogénicas limitadas a 6/8 porciones semanales
Fruta	1 manzana mediana O 1 taza de bayas O ¼ de taza (25 g) de fruta seca	2	Goitrogénicas limitadas a 6/8 porciones semanales
Grasas saludables y aceites	1 cucharada	4-6	Ninguna
Verdura y tubérculos con almidón (carbohidratos lentos)	1 taza de calabaza larga	1-2	Goitrogénicas limitadas a 6/8 porciones semanales
Edulcorantes naturales	1 cucharada de miel, agave o arce	1	Ninguna

Para ayudarte a comprender qué alimentos debes comer o evitar en la dieta de Hashimoto, consulta las listas de alimentos de la página 60.

Consejos para veganos y vegetarianos

La dieta de Hashimoto incluye productos de origen animal como carnes alimentadas con pasto, aves, pescados y mariscos, pero es posible seguir la dieta siendo vegano o vegetariano. Por supuesto, el desafío en cualquier dieta vegana o vegetariana es obtener suficiente proteína. Muchos veganos y vegetarianos obtienen su proteína diaria de la soja, las alubias, las legumbres, los frutos secos, semillas y granos ricos en proteínas, pero ninguno de estos alimentos está permitido en la dieta de Hashimoto. Añadamos a este desafío el hecho de que muchas de las mejores fuentes vegetales de proteínas también se encuentran en la lista de alimentos goitrogénicos.

Sin embargo, hay algunos vegetales ricos en proteínas que sí están permitidos en la dieta, como champiñones, alcachofas, perejil, calabacín, hojas de remolacha, calabaza y espárragos. Desafortunadamente, es posible que estas verduras no contengan suficiente proteína para cumplir con el valor diario recomendado. Una alternativa es añadir un polvo de proteína vegetariana o vegana a la dieta diaria. Puedes mezclar la proteína en polvo con frutas y verduras frescas para hacer un delicioso batido para merendar o para un reemplazo de comida. Encontrarás recetas para muchos batidos de proteínas veganos y vegetarianos en el capítulo sobre tentempiés que comienza en la página 171. Además de asegurarte de que se cumplan tus necesidades diarias de proteínas, seguir la dieta de Hashimoto como vegano o vegetariano es bastante sencillo. Muchas de las recetas en este libro pueden ser modificadas para ser veganas o vegetarianas. Por ejemplo, la coliflor (disfrutada con moderación) o el calabacín a cubitos es un excelente sustituto de la carne picada, y los champiñones Portobello se pueden cortar en rodajas gruesas para usarlos como sustituto de la carne. La calabaza picada se puede usar como sustituto de las carnes picadas para sopas, guisos y otros platos. Puedes poner un poco de creatividad de tu parte y no habrá razón para que no puedas tener éxito con la dieta de Hashimoto como vegano o vegetariano.

INGREDIENTES ESPECIALES

Ahora que entiendes el plan de la dieta Hashimoto, estás casi listo para entrar en las recetas. Sin embargo, antes de hacerlo, tómate un momento para familiarizarte con algunos de los ingredientes que utilizarás. Debido a que la dieta de Hashimoto no permite ciertos alimentos para hornear y cocer, como los huevos (durante al menos 30 días), la harina tradicional y el azúcar, encontrarás varias sustituciones en las recetas. Aquí hay una descripción general de algunos de los ingredientes con los que puedes no estar familiarizado.

AGAR-AGAR: También conocido simplemente como agar, es una sustancia gelatinosa hecha de algas marinas que se usa comúnmente como sustituto vegetariano y vegano de la gelatina. Sirve como el único sustituto de huevo en estas recetas. Los sustitutos de huevo comunes están hechos de linaza, la cual no está permitida en la dieta de Hashimoto. Las recetas requieren copos de agar-agar, que se pueden mezclar con agua para sustituir al huevo en forma de gel. Si sólo puedes encontrar polvo de agar-agar, utilízalo en una proporción de 1 cucharadita por cucharada de la receta.

HARINA DE COCO: Debido a que la dieta de Hashimoto no permite granos, frutos secos ni semillas, el mejor sustituto de la harina es la harina de coco. Generalmente de color blanco a marrón claro, la harina de coco tiene un olor característico a coco, aunque el sabor es muy sutil. La harina de coco es altamente absorbente, por lo que se necesita más líquido y sustituto de huevo para aglutinar los ingredientes que en el caso de la harina tradicional.

LECHE DE COCO: Asegúrate de usar leche de coco enlatada y de agitar la lata antes de abrirla para mezclar los sólidos con el líquido. La leche de coco enlatada generalmente no está endulzada y está disponible en versiones completas o light. Es preferible a la bebida de leche de coco que viene en un brick para cocer, porque es más espesa y más alta en grasas saludables.

ACEITE DE COCO: El aceite de coco es sólido a temperatura ambiente, por lo que muchas de las recetas exigen que se derrita. Busca aceite de coco orgánico procesado en frío, si puede ser.

SAL YODADA: Es mejor usar sal yodada en lugar de sal marina porque el yodo es un mineral importante para controlar la tiroides. La excepción a esta regla es usar sal de mar en las recetas de fermentación y decapado porque se requiere necesariamente.

Proteína en polvo: Cuando eliges una proteína en polvo con la dieta de Hashimoto, tienes varias opciones a considerar. Hay polvos de proteína paleo hechos con hidrolizado de proteína de suero o aislado de proteína de suero, que pueden ser una buena opción porque son las formas más puras de proteína y contienen un alto porcentaje de proteína en peso. A pesar de que estos polvos de proteína están hechos a base de proteína de leche, la lactosa y la caseína se han eliminado por lo que es poco probable que desencadenen sensibilidades o alergias a los alimentos. La proteína de colágeno en polvo también es una buena opción porque es fácil de digerir y brinda un apoyo adicional el sistema digestivo y el inmunológico. Para veganos y vegetarianos, la proteína aislada del guisante es la mejor opción porque está hecha de guisantes verdes. Con cualquier proteína en polvo comercial, es posible que tengas que hacer algunos ajustes y tendrás que probar para asegurarte de no tener una reacción negativa.

Sirope de arce puro: El sirope de arce probablemente no sea nada nuevo para ti, pero es importante que lo uses puro. El producto puro es totalmente natural, mientras que las botellas etiquetadas como «sirope para tortitas» o «sirope para el desayuno» generalmente contienen sirope de maíz con alto contenido en fructosa y otros aditivos artificiales.

Miel cruda: La miel cruda es la miel pura, sin pasteurizar y sin procesar, que proviene de un panal. Este tipo de miel está disponible en forma sólida o líquida y generalmente tiene un color lechoso, casi amarillo en lugar del rico color marrón de la miel procesada. Si compras miel cruda en forma sólida, es posible que tengas que derretirla para ciertas recetas.

¡Finalmente estás listo para pasar a las recetas! Todas las recetas de este libro están diseñadas para cumplir con las pautas dietéticas y las listas de alimentos incluidas en este capítulo. Son paleo y sin gluten, y muchas de ellas vienen con opciones para hacerlas vegetarianas o veganas.

Parte III

Recetas para la dieta de Hashimoto

CAPÍTULO 6

DESAYUNOS

PALEO GACHAS DE CALABAZA

La dieta de Hashimoto excluye todo lo que normalmente se usa para hacer granola, gachas de avena y otros cereales para el desayuno. Si eres un fanático de los cereales para desayunar, prueba esta paleo papilla de calabaza.

4 A 6 PORCIONES (DE 1 TAZA CADA UNA)

1 cucharada de ghee alimentado con pasto

2 cucharadas de copos de agar-agar

1 lata de puré de calabaza

2 cucharadas de agua tibia

¾ de taza de leche de coco enlatada

½ taza de harina de coco tamizada

1 cucharada de especia de pastel de calabaza

1 cucharada de miel cruda (opcional)

1. Derrite el ghee en una cacerola mediana a fuego medio. Añade el puré de calabaza, la leche de coco y la especia de pastel de calabaza, dejando cocer a fuego lento durante 5 minutos.
2. Mientras tanto, mezcla las copos de agar-agar y el agua en un bol mediano. Bate la mezcla de agar-agar y la harina de coco en la mezcla de calabaza de la cacerola.
3. Remueve hasta que esté espeso y caliente, alrededor de 3 o 4 minutos, luego añade la miel, si optas por usarla. Deja cocer de 1 a 2 minutos más, luego sirve en boles individuales y sirve caliente.

Yogur casero de coco

El yogur de coco no sólo está libre de lácteos, sino que ofrece muchos beneficios en relación al yogur tradicional. Rico en proteínas y fibra dietética, el yogur de coco es un alimento probiótico natural que ayuda a mantener un sistema digestivo saludable. Hacer tu propio yogur de coco te asegura que no contenga ningún ingrediente artificial y que puedas ir probando el yogur, mientras se fermenta, hasta que alcance el sabor deseado. Disfrútalo acompañado de fruta fresca.

8 PORCIONES (½ TAZA)

2 latas de leche de coco

¼ de taza de productos orgánicos de tu elección

½ cucharada de agar-agar en copos sin azúcar

1 yogur de coco

1-2 cucharadas de sirope de arce puro (opcional)

1. Llena con agua una olla grande, un poco más de la mitad. Pon el agua a hervir a fuego alto, luego reduce a fuego lento.
2. Coloca dos tarros abiertos en el agua a fuego lento, y asegúrate de que estén cubiertos hasta el borde. Cuece a fuego lento de 5 a 10 minutos para esterilizarlos, luego retira de la olla y deja que se sequen al aire.
3. Vierte la leche de coco en una cacerola mediana a fuego medio, y bate hasta que esté suave. Mezcla los copos de agar-agar y reduce a fuego lento. Cuece de 5 a 10 minutos, removiendo ocasionalmente, hasta que espese. Retira del fuego y enfría a temperatura ambiente hasta que alcance los 35 °C (mide con un termómetro de cuece).
4. Coloca en el yogur de coco comprado en la tienda para añadir cultivos probióticos. Incorpora el sirope de arce, si quieres, y remueve bien.
5. Vierte la mezcla en los dos tarros esterilizados y asegura bien las tapas.
6. Llena el fregadero con agua y añade agua caliente para llevarlos a una temperatura de 35 °C. Coloca los tarros en el agua caliente y mantenlos a esa temperatura de 12 a 24 horas, añadiendo más agua caliente según sea necesario para mantener la temperatura. Prueba el yogur tras 12 horas para comprobar sabor y textura: el yogur se espesará cuanto más lo dejes reposar.
7. Mete en la nevera y enfría hasta que espese del todo, al menos 6 horas.

PICADILLO DE SALCHICHAS Y BONIATOS

Los boniatos son una excelente fuente de fibra dietética, así como de vitamina C, manganeso y vitamina B6. En esta receta, encontrarás que los boniatos se convierten en un sabroso picadillo cuando se combinan con zanahorias, cebolla y ajo fresco.

4 A 6 PORCIONES DE 1 TAZA

2 cucharadas de aceite de coco

1 cebolla amarilla grande, a rodajas

2 dientes de ajo, picados

200 g de salchichas de cerdo, desmenuzadas

400 g de boniatos, pelados y picados

2 zanahorias grandes, peladas y picadas

1 cucharada de aceite de oliva virgen extra

2 cucharadas de romero fresco picado

2 cucharaditas de tomillo fresco picado

1 pizca de sal yodada y pimienta

1. Derrite el aceite de coco en una sartén a fuego medio. Añade la cebolla y el ajo, luego sazona con sal y pimienta al gusto. Reduce a fuego lento y cuece de 20 a 30 minutos, hasta que la cebolla esté caramelizada. Reserva.
2. Encienda el horno a 220 °C y cubre la bandeja del horno con papel de aluminio.
3. Calienta la sartén a fuego medio. Saltea la salchicha hasta que esté dorada, aproximadamente 5 minutos, luego resérvala en un bol grande.
4. Incorpora la cebolla caramelizada al bol con la salchicha, y añade los boniatos y las zanahorias. Rocía con el aceite de oliva y mezcla con el romero y el tomillo. Extiende la mezcla sobre la bandeja del horno.
5. Hornea de 30 a 35 minutos, hasta que los boniatos y las zanahorias estén tiernos. Sirve caliente.

ALERTA DE GOITRÓGENOS: MÁX. 6 A 8 PORCIONES/SEMANA

Estas hamburguesas para el desayuno van rellenas con trocitos de manzana tierna, condimentada con ajo fresco y cargada de proteínas, es una potente comida matutina.

6 A 8 PORCIONES (2 TAZAS)

1 cucharada de aceite de coco
1 cebolla dulce mediana, picada
1 manzana mediana dulce, rallada o picada
1 cucharada de jengibre fresco rallado
1 diente de ajo, picado

800 g de carne picada de cerdo, alimentado con pasto
2 cucharaditas de vinagre de manzana
1-2 cucharaditas de miel cruda (opcional)
1 pizca de sal yodada

1. Precalienta el horno a 175 ºC y forra la bandeja del horno con papel de aluminio.
2. Calienta el aceite de coco en una sartén mediana a fuego medio-alto. Añade la cebolla, la manzana, el jengibre y el ajo. Salpimenta al gusto. Cuece hasta que la cebolla esté translúcida, aproximadamente de 4 a 5 minutos.
3. Mete la mezcla en una batidora y mezcla hasta que quede suave. Incorpora la carne picada, el vinagre y la miel. Mezcla hasta combinar.
4. Forma albóndigas y luego aplástalas como si fueran hamburguesas. Coloca en la bandeja y hornea de 25 a 30 minutos, hasta que estén bien cocidas.

Si estás buscando una opción para un desayuno caliente y abundante, que no sea muy alto en carbohidratos, como las tortitas o las magdalenas, prueba estas hamburguesas para desayunar. Con carne de cerdo picada y bacon sin curar, este plato es un sueño de desayuno lleno de proteínas.

6 A 8 PORCIONES (2 TAZAS)

6 lonchas de bacon sin curar, alimentado con pasto
1 cucharadita de sal yodada
1 cebolla amarilla grande, picada
¼ de cucharadita de pimienta recién molida

2 dientes de ajo, picados
800 g de carne picada de cerdo, alimentado con pasto
1 cucharada de sirope de arce, puro

1. Precalienta el horno a 175 °C y forra la bandeja del horno con papel de aluminio.
2. En una sartén grande a fuego medio-alto, saltea el bacon hasta que esté crujiente, alrededor de 3 o 4 minutos. Reserva sobre papel absorbente para drenar y luego picarlo bien.
3. Combina la cebolla, el ajo, el sirope de arce, la sal y la pimienta en una batidora. Mezcla hasta que estén bien mezclados, luego añade la carne picada de cerdo y el bacon picado. Pulsa varias veces hasta integrar los ingredientes.
4. Forma albóndigas y aplástalas en forma de hamburguesas. Colócalas en la bandeja del horno.
5. Hornea de 25 a 30 minutos, hasta que los bordes estén dorados y las hamburguesas bien cocidas.

Los arándanos y el bacon pueden no parecer una combinación muy apetitosa, pero la dulzura de los arándanos marida perfectamente con el sabroso y salado bacon. Disfruta de estas albóndigas con un batido fresco para comenzar el día con proteínas y fibra.

15 A 18 PORCIONES

4 rebanadas de bacon sin curar
1 taza de arándanos frescos, bien
    enjuagados
1 chalota pequeña, picada
1 trocito de jengibre fresco, rallado
1-2 cucharadas de cilantro picado

200 g de carne de cerdo picada
200 g de carne de ternera picada
1 cucharada de sirope de arce
½ cucharadita de sal yodada
¼ de cucharadita de pimienta

1. Precalienta el horno a 190 °C. Forra la bandeja del horno con papel de aluminio y rocía con aceite de oliva en espray.
2. En una sartén grande a fuego medio, saltea el bacon hasta que esté crujiente, alrededor de 3 o 4 minutos. Reserva sobre papel absorbente y luego desmenúzalo.
3. Coloca los arándanos en un batidora y pulsa varias veces hasta que estén picados. Añade la chalota, el jengibre y el cilantro. Mezcla. Reserva en un bol grande y mezcla la carne picada de cerdo, la carne picada de ternera, el sirope de arce, la sal y la pimienta. Haz las albóndigas y disponlas en la bandeja del horno.
4. Hornea aproximadamente 8 minutos, luego dales la vuelta y hornea otros 6 o 10 minutos, hasta que estén completamente hechas.

Hechas con muy pocos ingredientes, simples, estas galletas seguramente se convertirán en las favoritas del desayuno, especialmente cuando las sirves con Salsa de salchichas y champiñones (página 78). Si te gustan las galletas crujientes, hornéalas hasta que estén completamente doradas por los bordes. Para obtener galletas más blandas, baja la temperatura del horno unos pocos grados o reduce el tiempo de cocción 1 minuto aproximadamente.

8 A 10 GALLETAS

¼ de taza copos de agar-agar

¼ de taza de agua tibia

¼ de taza más 2 cucharadas de harina de coco tamizada

¼ de taza más 1 cucharada de aceite de coco derretido

2 cucharadas de sirope de arce

¾ de cucharadita de levadura en polvo

1 pizca de sal yodada

1. Precalienta el horno a 200 ºC, y forra la bandeja del horno con papel de hornear.
2. Mezcla los copos de agar-agar con agua tibia en un bol mediano y reserva. Combina la harina de coco, el aceite de coco, el sirope de arce, la levadura y la sal en una batidora. Pulsa varias veces. Añade la mezcla de agar-agar y bate hasta que quede suave.
3. Una vez que se forme una masa lisa, haz de 8 a 10 bolas del mismo tamaño. Colócalas sobre la bandeja y presiona suavemente con la mano hasta que tenga aproximadamente 1,5 cm de espesor.
4. Hornea de 12 a 15 minutos, hasta que los bordes de las galletas estén dorados. Sirve caliente.

Salsa de salchichas y champiñones

Esta espesa y abundante salsa combina muy bien con un lote de Galletas de harina de coco hechas en casa (página 77). Se garantiza que la salsa te mantendrá lleno durante toda la mañana, además de ofrecer un buen valor nutricional. Los champiñones son una fuente rica en hierro y calcio, y también son una de las pocas fuentes alimenticias de vitamina D; por su parte, la salchicha aporta proteínas.

6 A 8 PORCIONES DE ½ TAZA

400 g de salchichas de cerdo

2 tazas de champiñones cremini picados

1 cucharadita de tomillo fresco picado

1 cucharadita de romero fresco picado

½ cucharadita de salvia seca

1 lata de leche de coco

3-5 cucharaditas de harina de algarroba

1 pizca de sal yodada

1. Saltea la salchicha desmenuzada en una sartén grande a fuego medio-alto. Remueve ocasionalmente, hasta que esté del todo dorada, aproximadamente 5 minutos, luego absorbe el exceso de grasa. Añade los champiñones y saltea hasta que estén tiernos, alrededor de 3 a 4 minutos. Incorpora el tomillo, el romero y la salvia. Luego sazona con sal y pimienta al gusto.
2. Añade la leche de coco y la harina de algarroba poco a poco, hasta que la salsa alcance el espesor correcto. Cuece a fuego lento de 5 a 10 minutos, hasta que esté caliente y espesa.
3. Ajusta el condimento al gusto, y sírvelo caliente con galletas frescas.

Magdalenas de calabacín con especias

Tostadas con calabacín tierno y especiado con canela molida, estas magdalenas son una manera satisfactoria de comenzar el día. Combina las magdalenas con Hamburguesas de cerdo con manzana al jengibre (página 74) o con Hamburguesas de bacon (página 75) para un desayuno nutricionalmente equilibrado.

12 PORCIONES

1,5 tazas de calabacín rallado

¼ de taza + 2 cucharadas de copos de agar-agar

¼ de taza + 2 cucharadas de agua tibia

¾ de taza de harina de coco tamizada

1 cucharadita de bicarbonato de sodio

1,5 cucharaditas de canela molida

¼ de cucharadita de sal yodada

½ taza de miel cruda

¼ de taza de aceite de coco derretido

1,5 cucharaditas de extracto de vainilla

1. Precalienta el horno a 175 °C, y forra una bandeja para magdalenas, de 12 unidades, con cucuruchos para magdalenas.
2. Extiende el calabacín en un paño limpio, enróllalo y escurre la mayor cantidad de agua posible.
3. Mezcla los copos de agar-agar con agua en un recipiente grande, luego reserva. Mezcla la harina de coco, el bicarbonato de sodio, la canela y la sal en un bol mediano separado. Bate la miel, el aceite de coco y el extracto de vainilla en la mezcla de agar-agar.
4. Incorpora los ingredientes secos, batiendo hasta que quede suave. Añade el calabacín rallado.
5. Pon la masa en el molde para magdalenas, llenando cada agujero aproximadamente a tres cuartos de su capacidad.
6. Hornea de 20 a 30 minutos hasta que la hoja de un cuchillo insertado en el centro salga limpia. Retira del horno y deja enfriar unos 15 minutos. Luego dales la vuelta sobre la rejilla para enfriar completamente.

Magdalenas de compota de manzana con canela

Hechas con compota de manzana en lugar de aceite, estas magdalenas son sorprendentemente saludables. Sírvelas calientes con un poco de ghee o rocíalas con sirope de arce para darles un poco de dulzor adicional.

12 PORCIONES

¼ de taza de copos de agar-agar
¼ de cucharadita de sal yodada
¼ de taza de agua tibia
1 taza de compota de manzana
 sin azúcar
½ taza de harina de coco tamizada
¼ de taza de aceite de coco
 derretido
½ cucharada de canela molida

1-2 cucharadas de sirope de arce
 puro
1¼ de cucharaditas de bicarbonato
 de sodio
1,5 cucharaditas de extracto
 de vainilla
¾ de cucharadita de levadura
 en polvo

1. Precalienta el horno a 175 °C, y forra una bandeja para magdalenas de 12 unidades con cucuruchos para magdalenas.
2. Mezcla los copos de agar-agar con agua tibia en un bol mediano, luego reserva. En otro bol mediano, combina la harina de coco, la canela, el bicarbonato de sodio, la levadura en polvo y la sal. En un bol grande, mezcla la compota de manzana, el aceite de coco, el sirope de arce y el extracto de vainilla.
3. Coloca la mezcla de agar-agar y los ingredientes secos dentro de la compota de manzana y bate hasta que quede suave y sin grumos.
4. Pon la masa en los moldes para magdalenas, llenando cada pieza aproximadamente tres cuartos de su capacidad.
5. Hornea de 20 a 30 minutos, hasta que la hoja de un cuchillo insertado en el centro salga limpia. Retira del horno y deja enfriar 15 minutos. Luego dales la vuelta sobre la rejilla para enfriar completamente.

Magdalenas de zanahoria al jengibre

Hay algo interesante en la combinación de zanahoria y jengibre: ¡ambos ingredientes estaban destinados a estar juntos! Llenas de sabor a jengibre fresco y cargadas con tierna zanahoria rallada, estas magdalenas veganas ofrecen una gran dosis de fibra dietética para comenzar el día.

12 PORCIONES

1 taza de zanahoria rallada

¼ de taza + 2 cucharadas de copos de agar-agar

¼ de taza + 2 cucharadas de agua tibia

½ taza de harina de coco tamizada

½ cucharadita de levadura en polvo

½ cucharadita de canela molida

¼ de cucharadita de jengibre molido

¼ de cucharadita de sal yodada

¼ de taza de sirope de arce puro

¼ de taza de aceite de coco derretido

1 cucharadita de extracto de vainilla

1. Precalienta el horno a 175 °C, y forra una bandeja para magdalenas de 12 unidades con cucuruchos de papel.
2. Extiende la zanahoria rallada en un paño limpio, enróllala y escurre la mayor cantidad de agua posible.
3. Mezcla los copos de agar-agar y el agua en un recipiente grande y reserva.
4. En un bol mediano, mezcla la harina de coco, la levadura en polvo, la canela, el jengibre y la sal.
5. Añade el sirope de arce, el aceite de coco y el extracto de vainilla a la mezcla de agar-agar y bate hasta mezclar bien. Incorpora los ingredientes secos y bate hasta que estén suaves, luego añade la zanahoria rallada.
6. Vierte la masa en los moldes para magdalenas, llenando cada molde aproximadamente tres cuartos de su capacidad.
7. Hornea de 20 a 30 minutos, hasta que la hoja de un cuchillo insertado en el centro salga limpia. Retira del horno y deja enfriar 15 minutos. Luego dales la vuelta en la rejilla para enfriar completamente.

Es posible que te sorprendas al saber que puedes disfrutar de los gofres mientras sigues la dieta de Hashimoto. Al intercambiar la harina tradicional por harina coco y usar el sirope de arce como edulcorante natural, esta receta es paleo, sin gluten, sin granos y además vegana.

4 PORCIONES

¼ de taza + 2 cucharadas de copos de agar-agar

¼ de taza + 2 cucharadas de agua tibia

½ taza de harina de coco tamizada

½ cucharadita de levadura en polvo

1 cucharadita de canela molida

½ cucharadita de sal yodada

½ taza de leche de coco enlatada

¼ de taza de aceite de coco derretido

2 cucharadas de sirope de arce puro

1 cucharada de extracto de vainilla

1. Mezcla los copos de agar-agar y el agua en un bol mediano. Reserva.
2. Precalienta la plancha para gofres de acuerdo con las instrucciones del fabricante y rocíala con aceite en espray.
3. Combina la harina de coco, la levadura en polvo, la canela y la sal en un bol mediano. En otro grande, mezcla la leche de coco, el aceite de coco, el sirope de arce y el extracto de vainilla.
4. Coloca la mezcla de agar-agar y los ingredientes secos en la leche de coco y bate hasta que quede suave. Deja que la masa se asiente a temperatura ambiente de 5 a 10 minutos, para que espese.
5. Pon la masa en la gofrera precalentada, usando aproximadamente de ¼ a ⅓ de taza, de acuerdo con las instrucciones del fabricante. Cierra la plancha para gofres y cuece hasta que esté crujiente y dorada.
6. Emplata y colócalo en el horno a fuego lento para mantenerlo caliente, repitiendo la operación para la mezcla restante.

A veces, las cosas simples de la vida nos proporcionan el mayor placer, y estas tortitas de harina de coco, tan sencillas, no son una excepción. Prueba a mezclar algunas frutas frescas o secas en la masa o rocía las tortitas con un edulcorante natural como miel cruda o sirope de arce.

4 PORCIONES

¼ de taza de copos de agar-agar
¼ de taza de agua tibia
1 lata de leche de coco
¾ de taza de harina de coco tamizada

1 cucharada de extracto de vainilla
1,5 cucharaditas de levadura en polvo
½ cucharadita de sal yodada

1. Combina los copos de agar-agar y el agua en un bol mediano, batiendo hasta mezclar bien.
2. Coloca la leche de coco, la harina de coco, el extracto de vainilla, el bicarbonato de sodio y la sal en un batidora. Mezcla durante 20 segundos. Añade la mezcla de agar-agar y bate hasta que quede suave.
3. Pon una sartén grande antiadherente a fuego medio-alto.
4. Pon la masa en la sartén, usando de 2 a 3 cucharadas soperas por tortita. Deja cocer de 2 a 3 minutos, hasta que la parte inferior esté dorada. Da la vuelta a la tortita y cuece de 1 a 2 minutos, hasta que se dore por debajo.
5. Coloca las tortitas en un plato y mételas en el horno a fuego lento para mantenerlas calientes, repitiendo la operación con la mezcla restante.
6. Rocía con el sirope de arce o miel cruda. Sirve caliente.

Pan de pasas con plátano picante

¡No tires los plátanos ennegrecidos! Los plátanos demasiado maduros son perfectos para recetas como ésta porque le dan al pan un sabor dulce y natural, al mismo tiempo que lo mantienen húmedo.

10 A 12 PORCIONES

1 taza de harina de coco tamizada
½ cucharada de canela molida
1 cucharadita de bicarbonato
   de sodio
½ cucharadita de sal yodada
¼ de taza copos de agar-agar
¼ de taza de agua tibia

¼ de taza de sirope de arce puro
¼ de taza de aceite de coco
   derretido + un poquito
   para engrasar la sartén
1 cucharada de extracto de vainilla
3 plátanos grandes chafados
¾ de taza de pasas de Corinto

1. Precalienta el horno a 175 °C. Forra una bandeja para pan, estándar, con papel de horno y engrasa los lados con aceite de coco.
2. Combina la harina de coco, la canela, el bicarbonato de sodio y la sal en un bol mediano. En un bol grande, mezcla los copos de agar-agar con el agua tibia. Mezcla el sirope de arce, el aceite de coco y el extracto de vainilla en la mezcla de agar-agar, luego añade el puré de plátanos.
3. Incorpora los ingredientes secos hasta que se forme una masa suave, y añade las pasas.
4. Distribuye la masa en el molde, de la manera más uniforme posible. Hornea de 55 a 60 minutos, hasta que la hoja de un cuchillo insertado en el centro salga limpia.
5. Enfría el pan durante 15 minutos dentro del horno. Espera a que se enfríe completamente en una rejilla fuera del mismo.

Tortitas de arándanos a la canela

Combinación perfecta de tortitas tiernas y arándanos dulces, éste es un desayuno que definitivamente no querrás perderte. Si nunca has probado la combinación de sabores de arándanos y canela, ¡te está esperando! Sirve estas tortitas rociadas con sirope de arce puro.

4 PORCIONES

¼ de taza de copos de agar-agar
¼ de taza más 2 cucharadas
    de agua tibia
1,5 tazas de leche de coco enlatada
1 cucharada de extracto de vainilla
1 taza de harina de coco tamizada

2 cucharaditas de levadura
    en polvo
1 cucharadita de canela molida
½ cucharadita de sal yodada
1-2 tazas de arándanos frescos

1. Mezcla los copos de agar-agar y el agua tibia en un bol grande. Añade la leche de coco y el extracto de vainilla, y bate hasta que quede suave. Incorpora la harina de coco, la levadura en polvo, la canela y la sal y bate hasta que no queden grumos.
2. Pon una sartén grande y antiadherente a fuego medio-alto.
3. Dispón la masa en la sartén, usando de 2 a 3 cucharadas soperas por tortita. Espolvorea unos cuantos arándanos frescos en la masa húmeda y cuece hasta que la parte inferior esté dorada, aproximadamente 1 o 2 minutos.
4. Dale la vuelta con cuidado a las tortitas y cuece 1 minuto, más o menos, hasta que se doren por debajo.
5. Colócalas en un plato y métdelo en el horno a fuego lento para mantenerlo caliente, repitiendo la operación con la mezcla restante.

Este pan de calabaza es ligeramente edulcorado y está divino cuando se sirve con un poco de ghee. Además de ser delicioso, está lleno de carbohidratos saludables, sin gluten y sin granos.

8 A 10 PORCIONES

¼ de taza + 1 cucharada de copos de agar-agar

¼ de taza + 1 cucharada de agua tibia

1 taza de puré de calabaza

¼ de taza de sirope de arce puro

¼ de taza de aceite de coco derretido, + un poco para engrasar la sartén

1 cucharadita de extracto de vainilla

½ taza de harina de coco tamizada

1,5 cucharadas de especia de pastel de calabaza

1 cucharadita de levadura en polvo

½ cucharadita de sal yodada

1. Precalienta el horno a 200 °C y engrasa un molde para pan con aceite de coco.
2. Mezcla los copos de agar-agar y el agua tibia en un bol mediano. En un bol grande, mezcla el puré de calabaza, el sirope de arce, el aceite de coco y el extracto de vainilla. En un bol pequeño, mezcla la harina de coco, la especia de pastel de calabaza, el bicarbonato de sodio y la sal.
3. Coloca los ingredientes secos con la mezcla de agar-agar en el bol de la calabaza. Bate hasta que quede suave.
4. Distribuye la masa en el molde para pan lo más uniformemente posible. Hornea de 20 a 25 minutos, hasta que la hoja de un cuchillo insertado en el centro salga limpia.
5. Enfría el pan durante 15 minutos en el horno. Luego colócalo en una rejilla para enfriar completamente fuera del horno.

Capítulo 7

Almuerzos

Pollo con crujiente de coco y salsa de ajo

Sirve estas tiras de pollo tiernas, crujientes, recubiertas de coco con salsa de ajo casera o disfrútalas con una ensalada verde fresca.

4 a 6 porciones

4 pechugas de pollo sin hueso
    y sin piel
¼ de taza de leche de coco enlatada
¾ de taza de harina de coco
    tamizada

3 cucharadas de copos de agar-agar
2 tazas de coco rallado sin azúcar
3 cucharadas de agua tibia

1. Precalienta el horno a 200 ºC, y forra la bandeja del horno con papel de hornear.
2. Coloca las pechugas de pollo sobre la hoja de papel encerado y cúbrelas con otra hoja. Usa un mazo para carne para aplanar las pechugas de pollo hasta aproximadamente 1,5 cm de grosor. Corta en tiras de alrededor de 2,5 cm de ancho. Reserva.
3. Mezcla los copos de agar-agar y el agua en un bol mediano, luego bate la leche de coco.
4. Coloca la harina de coco en un plato poco profundo, y el coco rallado en un plato poco profundo separado.
5. Escurre las tiras de pollo enharinadas en coco de una en una, luego sumérgelas en la mezcla de leche de coco. Coloca en el coco rallado, y presiona para rebozar ambos lados.
6. Dispón en la bandeja. Hornea de 10 a 12 minutos, hasta que el pollo esté crujiente y el coco, dorado.

1 TAZA

1 taza de leche de coco enlatada	¼ de cucharadita de sal
4 dientes de ajo, picados	
¼ de taza de aceite de oliva virgen extra	

1. Dispón todos los ingredientes en una batidora.
2. Mezcla a alta velocidad de 2 a 3 minutos hasta que se espese y se mezcle. Coloca la salsa en un bol y sirve con las tiras de pollo con crujiente para mojar.

Esta sopa de calabaza se sazona con curry en polvo para darle un sabor único y terroso que se mezcla con leche de coco para un acabado cremoso. Además de ser una excelente fuente de carbohidratos sin gluten y sin granos, la calabaza es naturalmente rica en potasio. También es rica en vitamina B6, que desempeña un papel importante tanto en la función inmunológica como en la salud del sistema nervioso.

4 A 6 PORCIONES

400 g de calabaza
1 cucharada de curry en polvo
Aceite de oliva, según sea necesario
3 tazas de caldo de pollo
1 cucharada de aceite de coco

1 lata de leche de coco
1 cebolla amarilla mediana, a aros
1 pizca de sal yodada y pimienta
2 dientes de ajo, picados

1. Precalienta el horno a 175 °C y forra la bandeja del horno con papel de aluminio.
2. Corta la calabaza por la mitad y retira las semillas. Coloca el lado cortado hacia abajo sobre la bandeja y rocía con aceite de oliva. Asa de 35 a 40 minutos, hasta que esté tierna. Retira y reserva.
3. Calienta el aceite de coco en una cacerola grande a fuego medio-alto. Añade la cebolla y saltea hasta que esté translúcida, aproximadamente 4 o 5 minutos. Incorpora el ajo y el curry en polvo. Luego cuece 1 minuto más o menos hasta que desprenda fragancia.
4. Cuando la calabaza esté lo suficientemente fría, retira la cáscara y corta la carne. Añade la calabaza y el caldo de pollo a la cacerola. Sazona con sal y pimienta al gusto. Baja a fuego lento y guisa durante 20 minutos.
5. Retira del fuego y haz un puré con una batidora de inmersión hasta que quede suave. Incorpora la leche de coco y ajusta el condimento al gusto. Sirve caliente.

Ésta es una sopa realmente refrescante para un caluroso día de verano. Decora con cilantro fresco picado y bacon desmenuzado o, para una versión vegetariana, cubre con coco fresco rallado o mango a cubitos en lugar del bacon.

4 PORCIONES

2 aguacates maduros grandes, picados
1 taza de cilantro fresco picado + extra para decorar
2 dientes de ajo, picados
1,5 tazas de caldo de verduras

1 taza de leche de coco enlatada
¼ de taza de zumo de limón (de 2 limones grandes)
1 pizca de sal yodada y pimienta
1 puñadito de bacon picado

1. Coloca el aguacate, el cilantro y el ajo en una batidora. Pulsa varias veces para picar. Añade el caldo de verduras, la leche de coco y el zumo de limón. Luego mezcla a alta velocidad hasta que adquiera una consistencia suave.
2. Añade agua, si es necesario, para diluir la sopa hasta obtener la consistencia deseada. Sazona con sal y pimienta al gusto.
3. Vierte en un bol grande, cúbrelo con una envoltura de plástico y enfría en la nevera durante varias horas antes de servir.

Esta sopa de zanahoria y azafrán combina el sutil sabor a miel del azafrán con la dulzura terrosa de las zanahorias y los puerros, todo ello en una mezcla cremosa. Las zanahorias son ricas en betacaroteno, un poderoso antioxidante que ayuda a proteger las células contra el daño de los radicales libres, y el azafrán es una flor de sabor delicado y con sus propios beneficios antioxidantes.

4 A 6 PORCIONES

2 cucharadas de aceite de coco	400 g de boniatos, picados
2 puerros medianos, picados (sólo partes blancas y verde clarito)	1 pizca de azafrán
	5 tazas de caldo de verduras
3 dientes de ajo, picados	½ taza de leche de coco enlatada
400 g de zanahorias, a rodajas	1 pizca de sal yodada y pimienta

1. Derrite el aceite de coco en una cacerola grande, a fuego medio. Añade los puerros y el ajo, y saltea de 6 a 8 minutos, removiendo con frecuencia, hasta que los puerros se ablanden. Incorpora las zanahorias y los boniatos. Saltea de 2 a 3 minutos antes de añadir el azafrán y el caldo de verduras. Lleva la mezcla a ebullición, reduce el fuego y cuece a fuego lento durante 15 o 20 minutos, hasta que las verduras estén tiernas.
2. Retira del fuego. Convierte la sopa en un puré con una batidora de inmersión hasta que quede suave. Mezcla con la leche de coco y sazona con sal y pimienta al gusto. Añade más caldo, si fuera necesario, para diluir la sopa hasta obtener la consistencia deseada. Sirve caliente.

ALERTA DE GOITRÓGENOS: MÁX. 6 A 8 PORCIONES/SEMANA

Esta sopa de pollo, de inspiración tailandesa, tiene la cantidad justa de sabor a coco, que marida perfectamente con la ralladura de limón fresco y los tiernos champiñones shiitake.

4 A 6 PORCIONES

1 cucharada de aceite de coco
1 cebolla pequeña, picada
2 cucharadas de jengibre rallado
1 cucharada de ajo fresco picado
1 zanahoria grande, pelada
    y rallada
1 taza de champiñones shiitake
    a láminas
1 manojo de cebolletas frescas,
    a rodajas

600 g de pechuga de pollo sin piel
4 tazas de caldo de pollo
1 lata de leche de coco
3 cucharaditas de salsa de pescado
¼ de taza de cilantro fresco picado
1 cucharadita de ralladura
    de limón
1 pizca de sal yodada
    y pimienta
1 pizca de albahaca, picada

1. Calienta el aceite de coco en una cacerola grande a fuego medio. Añade la cebolla, el jengibre y el ajo, y cuece de 4 a 5 minutos, hasta que las cebollas estén transparentes. Incorpora la zanahoria, los champiñones y las cebolletas. Cuece durante 4 minutos.
2. Retira las verduras a un lado de la cacerola, luego añade el pollo troceado. Cuece 1 minuto sin remover. Incorpora el caldo de pollo, la leche de coco y la salsa de pescado. Baja a fuego lento y cuece de 15 a 20 minutos, hasta que el pollo esté bien hecho.
3. Añade el cilantro y la ralladura de limón, sazona con sal y pimienta al gusto.
4. Sirve la sopa en boles individuales y decora con albahaca.

Fácil de preparar, este plato rebosa de verduras tiernas y pollo abundante. Si prefieres una sopa cremosa, haz un puré de la mezcla con la batidora antes de añadir el pollo.

6 PORCIONES

2 cucharadas de aceite de coco

1 cebolla mediana, picada

2 zanahorias medianas, picadas

2 tallos de apio, en aros

½ taza de harina de algarroba

½ taza de agua fría

6 tazas de caldo de pollo

1 hoja de laurel mediana

¼ de taza de perejil fresco picado

1 cucharadita de tomillo fresco picado

1 lata de leche de coco

2 pechugas de pollo cocidas, troceadas

1 pizca de sal yodada y pimienta

1. Derrite el aceite de coco en una cacerola grande a fuego medio. Añade la cebolla, las zanahorias y el apio. Saltea de 12 a 15 minutos hasta que se ablanden.
2. Mezcla la harina de algarroba y el agua en un bol pequeño.
3. Mezcla el caldo de pollo y la mezcla de harina de algarroba en la cacerola. Añade la hoja de laurel, el perejil y el tomillo. Luego sazona con sal y pimienta al gusto.
4. Baja a fuego lento y cuece durante 15 minutos. Añade la leche de coco y el pollo troceado. Saltea otros 5 minutos, o hasta que el pollo esté completamente hecho.
5. Ajusta el condimento al gusto y retira la hoja de laurel. Sirve caliente.

Esta sopa abundante es espesa, rica y tiene mucho sabor a bacon. Todo lo que debes hacer es mezclar los ingredientes en una olla de cocción lenta con una preparación mínima, y la olla hará el resto. Sirve la sopa caliente, adornada con bacon picado y aros de cebolleta tierna.

6 A 8 PORCIONES

225 g de champiñones cremini
2 pechugas de pollo a tiritas
1 cebolla amarilla mediana, picada
2 latas de leche de coco
2 tallos de apio picado
2 cucharaditas de tomillo picado
1 puerro mediano (partes
    blancas y verdes claras
    solamente) y más para
    decorar

400 g de bacon, picado
1 cucharada de ajo fresco picado
1 pizca de sal yodada y pimienta
4 cucharadas de aceite de coco,
    dividido
2 cebolletas tiernas, para decorar
2 tazas de caldo de pollo

1. Añade los champiñones, la cebolla, el apio, el puerro y el ajo en el fondo de una olla de cocción lenta. Cubre las verduras con 2 cucharadas de aceite de coco. Sazona con sal y pimienta al gusto. Vierte 1 taza de caldo de pollo, tapa y cuece a fuego lento durante 1 hora.

2. En los últimos 15 minutos de cocción, calienta las 2 cucharadas restantes de aceite de coco en una sartén grande a fuego medio-alto. Sazona las pechugas de pollo con sal y pimienta y saltéalas. Dora de 4 a 5 minutos por cada lado. Reserva en una tabla de cortar.

3. Vierte la taza restante de caldo de pollo en la sartén y mueve el pollo del fondo. Cuece a fuego lento de 1 a 2 minutos, luego vierte el contenido de la sartén en la olla de cocción lenta. Añade la leche de coco y el tomillo a la olla y remueve bien.

4. Corta el pollo en trozos pequeños. Incorpóralo junto con el bacon picado a la olla. Remueve bien, cubre y cuece a fuego lento de 6 a 8 horas, hasta que esté espeso y caliente.

5. Saltea el bacon restante en una sartén pequeña a fuego medio-alto hasta que esté crujiente, aproximadamente 4 a 5 minutos, luego escurre sobre papel de cocina. Sirve la sopa caliente, adornada con aros de cebolleta verde y bacon picado.

Crema de champiñones

Los champiñones tiernos en un caldo espeso y cremoso proporcionan un delicioso almuerzo. Los champiñones no sólo son una excelente fuente de vitamina D, sino que también son ricos en antioxidantes, aminoácidos y compuestos antibióticos naturales.

4 A 6 PORCIONES

3 cucharadas de aceite de coco	1 cucharadita de tomillo picado
1 cebolla grande, picada	8 tazas de caldo de verduras
800 g de champiñones mixtos, a láminas	1 lata de leche de coco
	½ taza de perejil fresco picado
1,5 cucharaditas de romero picado	1 pizca de sal yodada y pimienta

1. Calienta el aceite de coco en una cacerola grande a fuego medio-alto. Añade la cebolla y saltea de 4 a 5 minutos, hasta que esté translúcida. Incorpora los champiñones, el romero y el tomillo, y saltea de 7 a 8 minutos. Añade el caldo de verduras y deja hervir.
2. Reduce el fuego y cuece a fuego lento de 12 a 15 minutos. Incorpora la leche de coco y sazona con sal y pimienta al gusto.
3. Cuece a fuego lento durante 5 minutos más, luego echa el perejil y sirve caliente.

Ensalada de rúcula y arándanos con vinagreta de sidra

Esta ensalada combina el sabor fuerte y ligeramente amargo de la rúcula fresca con la fragancia de los arándanos y una vinagreta de sidra de manzana dulce. Está llena de antioxidantes, vitaminas y minerales, como la vitamina A, la vitamina C, el ácido fólico y el calcio.

4 PORCIONES

¼ de taza de aceite de oliva virgen extra

3 cucharadas de vinagre de manzana

1,5 cucharadas de zumo de limón

1 cucharada de miel cruda

1 diente de ajo, picado

8 tazas de rúcula enjuagada y escurrida

1 taza de pepino a rodajas finas

¼ de taza de cebolla roja a aros

½ taza de arándanos secos sin azúcar

1 pizca de sal yodada y pimienta

1. Para hacer la vinagreta, mezcla el aceite de oliva, el vinagre de manzana, el zumo de limón, la miel y el ajo en un bol pequeño. Sazona con sal y pimienta al gusto, luego deja reposar 30 minutos para que los sabores se combinen.
2. Mezcla la rúcula, el pepino y la cebolla roja en una ensaladera. Añade la vinagreta y adorna con arándanos para servir.

ALERTA DE GOITRÓGENOS: MÁX. 6 A 8 PORCIONES/SEMANA

Ensalada de espinacas con aguacate y salsa de bacon

Si crees que una ensalada es sólo un montón de verduras, ésta, de aguacate y espinacas, te hará cambiar de opinión. Con espinacas frescas cubiertas con rodajas de aguacate y un aderezo de bacon caliente, es diferente a cualquier ensalada que hayas probado antes y no la olvidarás fácilmente.

4 PORCIONES

8 lonchas de bacon sin curar
¼ de taza de vinagre de manzana
1 cucharada de miel cruda
½ cucharadita de ajo en polvo
8 tazas de espinacas frescas picadas
1 taza de champiñones blancos
    a láminas

½ cebolla roja pequeña, a aros
1 aguacate grande maduro,
    a rodajas
1 pizca de sal yodada y pimienta

1. En una sartén grande a fuego medio-alto, dora el bacon hasta que esté crujiente, aproximadamente de 4 a 5 minutos. Coloca sobre papel de cocina para escurrir y luego pícalo.
2. Para hacer el aderezo, vierte el aceite en un vaso medidor. Pon aproximadamente ⅓ de taza en la sartén. Vuelve a calentar la sartén a fuego medio, luego añade el vinagre de manzana, la miel y el ajo en polvo. Sazona ligeramente con sal y pimienta al gusto y cuece hasta que esté bien caliente.
3. En un bol grande, mezcla las espinacas con los champiñones y la cebolla roja. Divide la mezcla entre cuatro platos de ensalada. Cubre cada plato con aguacate fresco y bacon picado, luego rocía con el aderezo de bacon.

ALERTA DE GOITRÓGENOS: MÁX. 6 A 8 PORCIONES/SEMANA

Para una comida simple pero llena de sabor, esta ensalada es ideal. Mezclada con un aderezo hecho en casa con muchas hierbas frescas, la ensalada es crujiente y deliciosa: todo lo que una ensalada refrescante debe ser.

4 PORCIONES

¾ de taza de vinagre de vino tinto
¼ de taza de aceite de oliva virgen
    extra
3 cucharadas de zumo de limón
1 cucharada de ralladura de limón
1 cucharada de albahaca picada
1,5 cucharaditas de orégano
1,5 cucharaditas de romero
1,5 cucharaditas de tomillo

4 tazas de lechuga romana picada
1 pepino pequeño a rodajas
½ cebolla roja a rodajas
½ taza de aceitunas Kalamata
    sin hueso
1 lata de corazones de alcachofa
    escurridos
1 pizca de sal yodada y pimienta

1. Mezcla el vinagre de vino tinto, el aceite de oliva, el zumo de limón y la ralladura de limón en un bol grande. Añade la albahaca, el orégano, el romero y el tomillo. Salpimenta al gusto. Mezcla la lechuga romana, el pepino, la cebolla roja, las aceitunas y los corazones de alcachofa.
2. Divide entre cuatro platos de ensalada y sirve inmediatamente.

Ensalada de pollo con espinacas al glaseado balsámico

Cargada con tiernas espinacas y champiñones, además de zanahorias crujientes y jícama (nabo mexicano), esta ensalada de verdura fresca se remata con un tierno pollo a la parrilla marinado en un glaseado balsámico dulce. Puedes personalizar esta receta con verduras de primavera y cualquier otra verdura de temporada que tengas a mano, y no dudes en añadir un poco de fruta para alegrar los sabores.

4 PORCIONES

400 g de espinacas frescas, sin tallos
225 g de champiñones blancos, a láminas
1 zanahoria, pelada y rallada
½ jícama fresca grande, en juliana
¼ de cebolla roja pequeña, a aros
¼ de taza de aceite de oliva virgen extra, más extra para servir

¼ de taza de vinagre balsámico, más extra para servir
1 cucharadita de sirope de arce
2 dientes de ajo, picados
800 g de pechugas de pollo sin piel
1 pizca de sal yodada y pimienta

1. Para hacer la ensalada, combina las espinacas, los champiñones, la zanahoria, la jícama y la cebolla roja en un bol grande, y reserva.
2. Para hacer la marinada, mezcla el aceite de oliva, el vinagre balsámico, el sirope de arce y el ajo en un bol pequeño. Sazona con sal y pimienta al gusto.
3. Coloca el pollo en una bolsa de plástico con cierre de cremallera y vierte la marinada. Agita para cubrir el pollo, sella la bolsa y refrigera durante al menos 1 hora.
4. Precalienta una parrilla a fuego medio-alto, y cepilla las rejillas con aceite de oliva. Si usas una sartén, rocía con aceite de oliva en espray y pon a fuego medio-alto.
5. Coloca el pollo en la parrilla perpendicular a las rejillas. Asa durante 2 minutos, luego da la vuelta al pollo y asa otros 2 minutos, hasta que esté cocido.

6. Colócalo en una tabla para cortar y cúbrelo con papel de aluminio mientras preparas la ensalada.

7. Mezcla la ensalada con el aceite de oliva y el vinagre balsámico, y distribuye en cuatro platos. Corta el pollo y repártelo entre los cuatros platos. Aliña con aceite de oliva virgen extra y vinagre balsámico, si lo deseas, antes de servir.

ALERTA DE GOITRÓGENOS: MÁX. 6 A 8 PORCIONES/SEMANA

Picadillo de verdura con aderezo de limón

Una deliciosa combinación de verduras crujientes en un aderezo de cítricos, esta ensalada es la comida perfecta para el mediodía. Prueba a personalizar esta receta con verduras frescas de temporada del mercado local.

6 PORCIONES

PARA EL ADEREZO DE CÍTRICOS

½ taza de aceite de oliva virgen extra

2 cucharadas de vinagre de vino blanco

1,5 cucharadas de zumo de limón

1 cucharada de zumo de naranja

1 chalota mediana, a aros

¼ de cucharadita de ralladura de limón fresco

⅛ de cucharadita de jengibre molido

1 pizca de sal yodada y pimienta

PARA LA ENSALADA

1 pepino grande, a rodajas finas

2 zanahorias, peladas y cortadas en juliana

2 tallos de apio, a rodajas finas

1 calabacín pequeño, a rodajas finas

1 jícama fresca grande, a rodajas finas

½ cebolla roja pequeña, a rodajas finas

6-8 tazas de lechuga romana picada

¼ de taza de albahaca fresca picada

1. Para hacer el aderezo, mezcla el aceite de oliva, el vinagre de vino blanco, el zumo de limón y el zumo de naranja en un bol mediano. Añade la chalota, la ralladura de limón y el jengibre, luego sazona con sal y pimienta al gusto. Bate hasta que estén bien mezclados. Reserva.
2. Para preparar la ensalada, combina el pepino, las zanahorias, el apio, el calabacín, la jícama y la cebolla roja en un bol grande. Mezcla con el aderezo al gusto, hasta que esté cubierto uniformemente.
3. Sirve las verduras aliñadas sobre un lecho de lechuga picada y decora con la albahaca picada.

ALERTA DE GOITRÓGENOS: MÁX. 6 A 8 PORCIONES/SEMANA

Esta ensalada permitida se hace con trozos tiernos de langosta y trozos de aguacate en salsa de leche de coco. Sírvela fría sobre un lecho de lechuga crujiente o enrolla en una hoja grande de lechuga de Boston para un rollito saludable.

4 PORCIONES

4 colas de langosta silvestre, frescas o congeladas

2 cucharadas de cebolletas picadas

½ taza de leche de coco enlatada

1 aguacate grande maduro, picado

¼ de taza de zumo de limón fresco

2 tallos de apio, a rodajas finas

1 pizca de sal yodada y pimienta

1. Hierve en una olla grande el agua salada y prepara un baño de hielo en el fregadero.
2. Coloca las colas de langosta en el agua hirviendo y cuece de 8 a 10 minutos, hasta que se vuelvan de color rojo brillante. Inmediatamente métela en el baño de agua con hielo durante 2 minutos.
3. Escurre las colas de langosta, luego córtalas por la mitad a lo largo, sacando la carne. Pica a trozos pequeños y seca con papel de cocina. Colócalas en un bol y enfría 15 minutos mientras preparas el resto de la ensalada.
4. Mezcla la leche de coco, el zumo de limón y las cebolletas en un bol mediano. Sazona ligeramente con sal y pimienta al gusto. Añade el aguacate, el apio y la langosta fría, y mezcla.
5. Cubre el recipiente con una envoltura de plástico y deja enfriar en la nevera durante 15 minutos antes de servir.

CERDO ESTOFADO CON BONIATOS

La carne de cerdo sobre un lecho de boniatos al horno es la base de esta comida caliente y abundante. Riégalo con una salsa barbacoa casera sin tomates, para estar completamente libre de sombras.

4 PORCIONES

PARA LOS BONIATOS Y EL CERDO

1 cebolla amarilla mediana, a rodajas finas
½ taza de caldo de carne
2 dientes de ajo, picados
800 g de carne de cerdo deshuesada

2 boniatos
Cebolletas tiernas a aros (partes blancas y verde claro solamente)
1 pizca de sal yodada y pimienta

PARA LA SALSA DE BARBACOA

¼ de taza de sirope de arce puro
1 cucharada de vinagre de vino tinto
1 cucharada de zumo de limón fresco
1 cucharadita de ajo en polvo
1 cucharadita de jengibre molido

½ cucharadita de sal yodada
1 cucharada de grasa de cerdo o de aceite de coco
2 zanahorias medianas a trocitos
1 cebolla mediana picada
1 taza de fresas frescas

1. Extiende la cebolla y el ajo en el fondo de una olla de cocción lenta. Sazona el cerdo con sal y pimienta, luego colócalo sobre la cebolla y el ajo. Vierte el caldo de carne y tapa la olla de cocción lenta. Cuece a fuego lento de 7 a 8 horas, hasta que la carne de cerdo esté muy tierna. Si no tienes una olla de cocción lenta, prepara esta receta en el fuego con un horno holandés tapado y reduce el tiempo de cocción a 2-3 horas.

2. Prepara la salsa de barbacoa combinando el sirope de arce, el vinagre de vino tinto y el zumo de limón en una cacerola pequeña a fuego medio. Mezcla el ajo en polvo, el jengibre y la sal. Incorpora la grasa de cerdo o el aceite de coco, las zanahorias, la cebolla y las fresas. Cue-

ce a fuego lento hasta que la cebolla esté muy tierna, alrededor de 18 o 20 minutos.

3. Coloca la mezcla en una batidora y mezcla a velocidad alta hasta que quede suave. Pon la salsa en la cacerola y cuece a fuego lento durante 10 minutos. Retira del fuego y reserva.

4. Una vez que el cerdo esté casi listo, precalienta el horno a 200 ºC.

5. Perfora los boniatos varias veces con un tenedor y colócalos en el horno, en la rejilla central. Hornea durante 45 minutos, o hasta que estén tiernos. Luego retira del horno.

6. Coloca la carne de cerdo en un bol grande y tritura con dos tenedores. Añade la carne a la olla de cocción lenta e incorpora la salsa barbacoa casera hasta que esté bien combinada. Tapa y cuece a fuego lento durante 30 minutos: si se prepara en un horno holandés, cuece a fuego lento, tapado, unos 20 minutos.

7. Corta los boniatos de manera uniforme por la mitad. Rellénalos con la carne de cerdo y adorna con rodajas de cebolla verde para servir.

ALERTA DE GOITRÓGENOS: MÁX. 6 A 8 PORCIONES/SEMANA

PASTELITOS DE VERDURA AL CURRY

Estos pasteles se fríen hasta que se doran y se sirven con una salsa ligera de coco, limón y eneldo. Es una excelente receta para preparar con anticipación, ya que puedes recalentar los pasteles en el horno hasta que estén crujientes.

4 PORCIONES

½ taza de leche de coco enlatada

2 cucharadas de eneldo fresco picado

1 cucharada de zumo de limón fresco

2 tazas de zanahorias ralladas

2 tazas de remolachas ralladas

1 taza de chirivías ralladas

2 cucharadas de copos de agar-agar

2 cucharadas de agua tibia

½ taza de harina de coco tamizada

4 cebollas verdes en rodajas finas, partes blancas y verdes

1 cucharadita de curry en polvo

2 cucharadas de aceite de coco, y más según sea necesario

1 pizca de sal yodada

1. Para hacer la salsa de eneldo, mezcla la leche de coco, el eneldo y el zumo de limón en un bol pequeño. Reserva.
2. Precalienta el horno a 175 ºC y forra la bandeja del horno con papel de hornear.
3. Extiende las zanahorias, las remolachas y las chirivías ralladas en paños de cocina limpios. Enróllalos y escurre la mayor cantidad de humedad posible.
4. Bate los copos de agar-agar y el agua tibia en un bol grande. Mezcla las verduras picadas, la harina de coco, las cebollas verdes, el curry en polvo y la sal y pimienta al gusto.
5. Derrite 2 cucharadas de aceite de coco en una sartén grande a fuego medio-alto. Vierte aproximadamente ¼ de taza de la mezcla de vegetales en la sartén y extiéndelo. Repite hasta que no haya más espacio en la sartén, pero asegúrate de dejar un poco de espacio entre los pasteles. Fríe de 3 a 4 minutos por cada lado, hasta que estén crujientes y dorados.
6. Coloca los pasteles fritos en la bandeja del horno para mantenerlos calientes.
7. Repite la operación hasta que todos los pasteles se hayan frito, añadiendo más aceite a la sartén según sea necesario. Sirve caliente con una cucharada de la salsa.

Fritos en harina de coco crujiente y rociados con salsa de lima y coco, estos tacos de pescado se sirven en hojas de lechuga romana en lugar de tortas que usan trigo o maíz.

4 PORCIONES

½ taza de leche de coco enlatada
¼ de taza de cilantro fresco picado
2 cucharadas de zumo de limón
    fresco
1 diente de ajo, picado
2 cucharadas de copos de agar-agar
2 cucharadas de agua tibia
¼ de taza de harina de coco
    tamizada

¼ de taza de agua con gas
1 ¼ de tazas de harina de
    algarroba, dividida
Aceite de oliva virgen extra,
    según sea necesario
4 filetes de pescado sin espinas
2 corazones de lechuga romana,
    hojas separadas
1 pizca de sal yodada y pimienta

1. Haz una salsa de limón con coco batiendo la leche de coco, el cilantro, el zumo de limón y el ajo en un bol pequeño. Reserva.
2. En un bol mediano, mezcla las copos de agar-agar y el agua. Añade la harina de coco, luego el agua con gas y ¾ de taza de harina de algarroba hasta que se forme una masa suave. Sazona ligeramente con sal y pimienta al gusto. Reserva.
3. Pon en una sartén aceite de oliva y caliéntala a 175 °C.
4. Enjuaga el pescado en agua fría y seca con papel de cocina. Corta en tiras de 2,5 cm. Reboza en la harina de algarroba restante y sacude el exceso. Sumerge el pescado en la masa, dejando gotear el exceso.
5. Fríe aproximadamente 1 minuto, luego dale la vuelta al pescado y fríe otro minuto, hasta que se dore. Coloca el pescado sobre papel absorbente y repite con el resto.
6. Sirve sobre hojas de lechuga romana, rociadas con la salsa.

Estas tiernas hamburguesas de pavo a la parrilla, cubiertas con piña fresca, se rematan con una salsa de mango dulce. Para aumentar la intensidad del sabor, haz las rodajas de piña a la parrilla, un minuto o dos.

4 PORCIONES

1 mango maduro, cortado en cubitos

½ taza de pepino sin semillas picado

¼ de taza de cebolla roja a cubitos

¼ de taza de cilantro fresco picado

2 cucharadas de albahaca fresca picada

1 diente de ajo, picado

¼ de taza de zumo de piña sin azúcar

2 cucharadas de coco amino

1 cucharada de agave

1 cucharadita de ajo en polvo

1 cucharadita de jengibre seco

600 g de carne de pavo picada

Hojas frescas de lechuga de Boston

4 rodajas de piña fresca

1 pizca de sal yodada

1. Prepara la salsa mezclando el mango, el pepino, la cebolla roja, el cilantro, la albahaca y el ajo en un bol mediano. Tapa de plástico transparente y enfría en la nevera hasta que esté listo para usar.
2. En un bol grande, mezcla el zumo de piña, el coco amino, el agave, el ajo en polvo, el jengibre y la sal y pimienta al gusto. Mezcla con la carne picada hasta que forme una masa homogénea. Divide en seis hamburguesas iguales.
3. Precalienta la parrilla a fuego medio y cepilla las rejillas con aceite de oliva. Si usas una sartén al fuego, rocía con aceite de oliva en espray y ponla fuego medio-alto.
4. Coloca las hamburguesas en la parrilla y asa de 4 a 5 minutos por cada lado, hasta que la temperatura interna indique 82 °C. Luego colócalo en una tabla de cortar, cúbrelo ligeramente con papel de aluminio y déjalo reposar 5 minutos.
5. Dispón las hamburguesas sobre hojas de lechuga de Boston por capas, una encima de la otra. Cubre cada hamburguesa con una rodaja de piña fresca y una cucharada de salsa de mango.

Cargados con carne picada de cerdo y aderezada con salsa de pescado y coco amino, estos saquitos son excelentes como delicioso plato para el almuerzo, pero también pueden servirse de aperitivo. Puedes sustituir esta carne por una opción ligeramente más magra como el pavo, o probar la receta con carne picada de ternera. No escatimes en el sabor de las verduras, ¡es lo que hace que la comida sea deliciosa, crujiente y ligeramente picante!

4 PORCIONES

1 lechuga de Boston
1 cucharadita de aceite de coco
1 cebolla amarilla mediana, picada
1 cucharada de jengibre fresco rallado
2 dientes de ajo, picados
200 g de carne picada de cerdo
2 cucharadas de coco amino
2 cucharadas de salsa de pescado
1 taza de pepino picado
1 zanahoria pelada y rallada

2 cucharadas de cebolla roja picada
2 cucharadas de cilantro fresco picado
1 cucharada de albahaca fresca picada
2 cucharadas de zumo de limón fresco
1 cucharada de vinagre de manzana
1 cucharadita de agave
1 pizca de sal yodada y pimienta

1. Separa las hojas de la lechuga, y reservar.
2. Calienta el aceite de coco en una sartén mediana a fuego medio. Añade la cebolla, el jengibre y el ajo. Saltea de 4 a 5 minutos, hasta que las cebollas estén transparentes. Añade la carne picada saltea hasta que esté dorada, aproximadamente 5 minutos.
3. Incorpora el coco amino y la salsa de pescado. Sazona con sal y pimienta al gusto. Dispón la mezcla de cerdo en un bol para servir.
4. Para hacer el condimento, mezcla el pepino, la zanahoria, la cebolla roja, el cilantro, la albahaca, el zumo de limón y el agave.
5. Para servir, vierte la mezcla en las hojas de lechuga y cúbrelas con el condimento de verduras.

Con vegetales crujientes mezclados con vinagre balsámico, estos saquitos son un almuerzo saludable para vegetarianos y veganos. Las saquitos están hechos con harina de algarroba y harina de coco, y se fríen ligeramente para hacerlos más cálidas y flexibles.

4 PORCIONES

2,5 cucharadas de copos
    de agar-agar
½ taza de agua tibia
2 cucharaditas de aceite de coco
    derretido
¼ de taza + 2 cucharadas de harina
    de algarroba
1 cucharada de harina de coco
¼ de cucharadita de sal yodada
4 hojas de lechuga romana
3 cucharadas de vinagre balsámico

2 cucharadas de aceite de oliva
    virgen extra
1 cucharadita de agave
1 zanahoria mediana, pelada
    y rallada
1 tallo de apio mediano, en rodajas
    finas
½ taza de champiñones a láminas
½ taza de jícama a cubitos
¼ de taza de cebolla roja a cubitos

1. Bate los copos de agar-agar con el agua tibia en un bol mediano. Añade el aceite de coco y batir hasta que quede suave. Añade el harina de algarroba, la harina de coco y la sal hasta que se forme una masa homogénea.
2. Calienta una sartén a fuego medio y rocía con aceite de oliva en espray. Vierte aproximadamente una cuarta parte de la masa e inclina la sartén para distribuirla uniformemente por el fondo. Cuece 1 minuto, luego da la vuelta cuidadosamente a la torta y fríe 1 minuto del otro lado. Emplata y repite el procedimiento con la masa restante.
3. Coloca las cuatro tortas sobre las hojas de lechuga, en el centro de cada una.
4. Mezcla el vinagre balsámico, el aceite de oliva y el agave con la zanahoria, el apio, los champiñones, la jícama y la cebolla roja.
5. Dispón las verduras en el centro de las tortas y ciérralas formando los saquitos.

Capítulo 8

Cenas

Filetes de pez espada
con romero naranja/limón

Los sabores del zumo de naranja y de limón combinan muy bien con el romero picado en este sencillo plato. Si quieres, prueba esta receta con otros tipos de pescado, como salmón, mero, halibut o abadejo.

4 PORCIONES

¾ de taza de zumo de naranja
    fresco
¼ de taza de zumo de limón fresco
1 cucharada de ralladura
    de naranja
2 dientes de ajo, picados

2 ramitas de romero fresco, picado
4 filetes de pez espada salvaje,
    sin espinas
2 cucharadas de aceite de coco
1 pizca de sal yodada y pimienta

1. Precalienta el horno a 200 °C.
2. Para hacer la salsa cítrica de romero, mezcla el zumo de naranja, el zumo de limón, la ralladura de naranja, el ajo y el romero en un bol pequeño. Reserva.
3. Sazona los filetes de pez espada por ambos lados con sal y pimienta.
4. Derrite el aceite de coco en una sartén grande a fuego medio-alto. Añade los filetes de pez espada y sella 3 minutos, hasta que las partes inferiores estén doradas.
5. Da la vuelta a los filetes y vierte la salsa sobre ellos. Baja a fuego lento, y cuece unos minutos.
6. Hornea de 5 a 8 minutos, hasta que el pescado esté completamente cocido. Sirve caliente, con un poco de salsa de la sartén.

FILETES DE SALMÓN ASADO
CON PESTO DE ALCACHOFA Y ALBAHACA

Disfruta del sabor natural de los filetes de salmón a la parrilla con pesto casero en esta receta rápida y fácil. Además de la albahaca fresca, el pesto incluye alcachofas, una fuente natural de fibra dietética y antioxidantes. Esta receta combina bien con un simple acompañamiento como Espárragos asados con ajo (página 162).

4 PORCIONES

PARA EL PESTO

4 tazas de albahaca fresca picada
2 dientes de ajo, picados
¼ de taza de corazones de
    alcachofa enlatados,
    escurridos y a cuartos

2-3 cucharadas de aceite de oliva
    virgen extra
1 cucharada de zumo de limón
    fresco, y más para servir
1 pizca de sal yodada

PARA LOS FILETES DE SALMÓN

4 filetes de salmón salvaje,
    sin espinas

¼ de taza de zumo de limón fresco
1 pizca de sal yodada y pimienta

1. Para hacer el pesto, coloca los corazones de alcachofa en un picadora y pulsa varias veces para picar. Añade el zumo de limón, el ajo, la sal y la pimienta, mezclando para combinar. Con el procesador en funcionamiento, rocía el aceite de oliva hasta obtener la consistencia deseada.
2. Calienta la parrilla a fuego alto y cepilla las rejillas con aceite de oliva. Si usas una sartén, rocíala con aceite de oliva en espray, a fuego alto.
3. Sazona el salmón. Riega con zumo de limón y colócalo en la parrilla, con la piel hacia arriba. Asa 2 minutos hasta que aparezcan las marcas de la parrilla. Da la vuelta a los filetes con la piel hacia abajo y asa de 3 a 5 minutos hasta que esté completamente cocido.
4. Coloca en una fuente y cubre con pesto para servir.

CARABINEROS AL COCO

Carabineros tiernos en una crujiente capa de coco frito es el plato perfecto para el verano. Disfrútalo con una cantidad abundante o reduce a la mitad la receta para que te sirva como aperitivo.

4 PORCIONES

¼ de taza + 2 cucharadas de harina de algarroba
¾ de cucharadita de sal yodada
¼ de cucharadita de pimienta molida fresca

3 cucharadas de copos de agar-agar
3 cucharadas de agua tibia
1 ¼ de tazas de coco rallado sin azúcar
600 g de carabineros salvajes

1. Precalienta el horno a 200 ºC y coloca una rejilla sobre la bandeja de horno.
2. Mezcla la harina de algarroba, la sal y la pimienta en un bol mediano. Bate los copos de agar-agar y el agua en un recipiente aparte. Coloca el coco rallado en un plato poco profundo.
3. Reboza los carabineros pelados en la harina de algarroba, luego los bañas en la mezcla de agar-agar. Pasa por el coco para rebozar.
4. Dispón los carabineros en la rejilla encima de la bandeja. Hornea hasta que estén dorados, aproximadamente 10 minutos por cada lado. Sirve caliente.

Los mejillones son una fuente extra de proteínas saludables, además de ser naturalmente ricos en vitamina B12, hierro, potasio, zinc y selenio. Esta es la comida perfecta para una calurosa noche en la que no tienes ganas de meterte entre fogones. Preparar una gran cantidad lleva sólo unos minutos. Puedes servir los mejillones sobre espaguetis de calabaza para una comida equilibrada.

6 A 8 PORCIONES

800 g de mejillones frescos
6 dientes de ajo, picados
3 cucharadas de aceite de coco
½ taza de perejil fresco picado

1 taza de chalotas cortadas
   a cubitos
1,5 tazas de caldo de pollo
   o verdura

1. Enjuaga bien los mejillones en agua fría y cúbrelos para eliminar las barbas. Desecha los mejillones que estén rotos o abiertos.
2. Calienta el aceite de coco en una olla grande a fuego medio. Añade las chalotas y el ajo; saltea de 4 a 5 minutos, hasta que se ablanden. Incorpora los mejillones y espolvorea con perejil. Vierte el caldo.
3. Sube a fuego alto, cubre la olla y cuece 2 minutos. Retira la rapa, remueve una vez. Vuelve a tapar y sigue cociendo otros 3 o 4 minutos, hasta que los mejillones se hayan abierto.
4. Para servir, vierte los mejillones junto con el caldo en boles poco profundos.

VIEIRAS CON GLASEADO DE ARÁNDANOS

Esta receta, protagonizada por tiernas vieiras con un glaseado de arándanos naturalmente dulce, es la combinación perfecta de dulce y salado. Sirve las vieiras sobre un puré de boniatos o calabaza para convertirlas en un plato especial. También forman un elegante aperitivo servido con palillos.

4 PORCIONES

400 g de vieiras grandes
1 cucharada de sirope de arce puro
1 taza de arándanos frescos
1 cucharada de aceite de coco
¼ de taza de zumo de manzana
    sin azúcar

1 pizca de sal yodada y pimienta
1 cucharadita de jengibre fresco
    rallado

1. Enjuaga las vieiras con agua fría y sécalas con papel absorbente.
2. Para hacer el glaseado de arándanos, mezcla los arándanos, el zumo de manzana, el jengibre y el sirope de arce en una cacerola pequeña a fuego medio. Chafa suavemente las bayas con un tenedor. Baja a fuego lento y cuece durante 10 minutos.
3. Calienta el aceite de coco en una sartén grande a fuego medio. Sazona las vieiras con sal y pimienta y ponlas a la sartén. Saltea hasta que estén ligeramente doradas, aproximadamente 3 minutos. Luego dales la vuelta y saltéalas otros 3 o 4 minutos, hasta que se doren.
4. Coloca en una fuente. Dispón el glaseado de arándanos encima para servir.

Para muchas familias, los sofritos son una opción fácil de preparar y personalizar. Esta receta presenta una tierna carne de ternera alimentada con pasto y cuyo sabor se intensifica con jengibre fresco y ajo.

4 A 6 PORCIONES

1 taza de caldo de carne
¼ de taza de vinagre de vino blanco
1 cucharada de jengibre fresco rallado
2 dientes de ajo, picados
600 g de filete o solomillo de ternera

½ cucharada de aceite de coco
2 tazas de flores de brócoli
225 g de champiñones cremini, a láminas
1 pizca de sal yodada y pimienta

1. Para hacer el adobo, mezcla el caldo de carne, el vinagre de vino blanco, el jengibre y el ajo en un bol pequeño. Reserva.
2. Sazona la carne con sal y pimienta, luego córtala en tiras. Colócala en un plato poco profundo, vierte el adobo por encima y procura que cubra la carne. Refrigera durante 20 o 30 minutos.
3. Cuando la carne haya terminado de enfriarse, caliente el aceite de coco en una sartén grande a fuego medio-alto. Añade las tiras de carne, reserva el adobo y saltea de 3 a 4 minutos, dando la vuelta a mitad de cocción. Dora la carne por ambos lados. Usa una espumadera para reservar en un bol y vuelve a calentar la sartén.
4. Añade el brócoli, los champiñones y el adobo reservado. Sofríe las verduras de 4 a 5 minutos, hasta que estén tiernas. Incorpora los filetes a la sartén y saltea 1 minuto o más, hasta que se calienten. Sirve inmediatamente.

Estas albóndigas están riquísimas. El ingrediente secreto es el calabacín rallado, que ayuda a agrandar las albóndigas a la vez que aumenta su valor nutricional. Sirve las albóndigas calientes en un lecho de calabaza al horno.

4 A 6 PORCIONES (EL TAMAÑO DE LA PORCIÓN ES ½ TAZA DE CALABAZA + 3 ALBÓNDIGAS)

1 taza de calabacín rallado
1 cucharada de copos de agar-agar
1 cucharada de agua tibia
400 g de carne picada de ternera
1 cucharada de perejil fresco picado
1 cucharada de cilantro fresco picado

1 cucharada de albahaca fresca picada
2 dientes de ajo, picados
1 calabaza pequeña (de 1,5 o 2 kg)
Aceite de oliva virgen extra, según se requiera
1 pizca de sal yodada y pimienta

1. Precalienta el horno a 200 ºC y forra la bandeja del horno con papel de aluminio.
2. Extiende el calabacín rallado en un paño de cocina limpio, enróllalo y escurre la mayor cantidad de humedad que puedas.
3. Mezcla los copos de agar-agar y agua tibia en un bol grande. Incorpora la carne picada, el calabacín rallado, las hierbas y el ajo. Sazona al gusto con sal y pimienta, y remueve los ingredientes hasta que estén bien mezclados.
4. Forma bolas con la mano y colócalas en la bandeja del horno.
5. Corta la calabaza por la mitad, a lo largo, y retira las semillas. Dispón las mitades en una bandeja para asar, hacia abajo, y añade suficiente agua para cubrir el fondo. Cocina de 30 a 45 minutos, hasta que esté tierna, cuando se puede perforar con un tenedor.
6. Añade las albóndigas al horno tras 10 minutos, y deja asar de 25 a 30 minutos, hasta que estén cocidas.
7. Cuando la calabaza esté hecha, retira del horno y deja que se enfríe hasta que puedas manipularla. Retira las albóndigas del horno cuando estén hechas y resérvalas. Usa una cuchara para sacar la pulpa de la calabaza y colocarla en una fuente. Mezcla con aceite de oliva para emulsionar y sirve como salsa para las albóndigas.

Esta receta caliente y abundante presenta trozos tiernos de carne de ternera alimentada con pasto, cocida a fuego lento en una espesa salsa de champiñones a láminas. No sólo es segura para saciar el hambre, sino que es el plato perfecto para calentarte en una noche fría.

4 A 6 PORCIONES

2 cucharadas de aceite de coco
1 lata de leche de coco
600 g de carne de solomillo, cortada en tiras
250 g de champiñones cremini, a aros

2 cebollas medianas, en rodajas
1 poco de perejil fresco picado
2 dientes de ajo, picados
1 pizca de sal yodada y pimienta
1 ¼ de tazas de caldo de carne, dividido

1. Calienta el aceite de coco en una sartén grande a fuego medio-alto. Sazona la carne con sal y pimienta y ponla a la sartén. Fríe de 1 a 2 minutos, hasta que la parte inferior esté dorada. Dale la vuelta y dora otro minuto más. Usa unas pinzas para retirarla y reserva en un plato.
2. Añade las cebollas y el ajo a la sartén. Sofríe de 4 a 5 minutos, hasta que las cebollas estén transparentes, removiendo según sea necesario.
3. Vierte ¼ de taza de caldo y remueve para que no se pegue. Incorpora la leche de coco y el caldo restante, y cuece a fuego lento hasta que la mezcla comience a espesar. Añade los champiñones y pon la carne en la sartén. Cuece a fuego lento de 5 a 8 minutos, hasta que los champiñones estén blandos y la salsa espese.
4. Decora con perejil para servir.

La combinación de jengibre rallado y el coco amino, como sustituto de la salsa de soja, le proporciona a este filete al jengibre un sabor asiático. Sirve el filete cortado sobre ensalada verde o combínalo con tus verduras favoritas al vapor.

4 PORCIONES

½ taza de caldo de carne
2 filetes de solomillo de ternera
¼ de taza de coco amino
1 cucharada de aceite de oliva
    virgen extra
1 cucharada de aceite de coco

1 cucharada de jengibre fresco
    rallado
1 cebolla amarilla mediana,
    a rodajas
2 dientes de ajo, picados
1 pizca de sal yodada y pimienta

1. Para hacer el adobo, mezcla el caldo de carne, el coco amino, el aceite de oliva, el jengibre y el ajo en un bol pequeño. Sazona los filetes con sal y pimienta, y colócalos en un plato poco profundo. Vierte la marinada sobre los filetes hasta cubrirlos. Cubre el plato con plástico y enfría en la nevera por lo menos 30 minutos.
2. Calienta el aceite de coco en una sartén grande a fuego medio-alto. Añade la cebolla y saltea de 4 a 5 minutos, hasta que esté transparente. Retira la cebolla hacia los bordes de la sartén. Añade los filetes y saltea de 3 a 4 minutos, hasta que queden sellados en la parte inferior. Dales la vuelta y saltea otros 3 a 4 minutos.
3. Pon los filetes en una tabla de cortar y deja reposar durante 5 minutos. Córtalos los filetes a tiras finas y sirve con las cebollas doradas.

La calabaza está repleta de vitaminas A, B y C, y ácido fólico. Disfruta de esta calabaza rellena de cordero como plato principal o divídela para que sirva como guarnición.

4 PORCIONES

2 calabazas

600 g de carne picada de cordero

2 dientes de ajo, picados

1 cebolla amarilla grande, picada

1 cucharadita de aceite de coco

1 pizca de sal yodada y pimienta

1. Precalienta el horno a 200 °C.
2. Corta cada calabaza por la mitad a lo largo, luego retira las semillas y coloca el lado cortado hacia abajo en un recipiente de vidrio o cerámica para hornear. Añade aproximadamente 2 cm de agua a la bandeja. Hornea 30 minutos, o hasta que esté casi tierna.
3. Mientras, derrite el aceite de coco en una sartén grande a fuego medio-alto. Añade la cebolla y el ajo, y saltea de 4 a 5 minutos, hasta que se ablanden. Incorpora la carne picada y sazona con sal y pimienta. Saltea hasta que el cordero esté dorado, aproximadamente 5 o 7 minutos.
4. Vierte la mezcla en las mitades de calabaza. Colócalo en la fuente para hornear y asa unos 10 minutos, hasta que la calabaza esté tierna.

Para dar un toque sabroso a los kebabs tradicionales, estas «piruletas» de ternera se envuelven alrededor de tallos de citronela para conseguir una explosión de sabor. Además de ser tierna y contener muchas proteínas, la ternera es rica en vitamina B12, hierro y zinc.

4 RACIONES

8 tallos de citronela fresca,
    de 20 cm de largo
1,5 cucharadas de aceite de oliva
    virgen extra
8 chuletas de ternera deshuesadas
    de animal alimentado con
    pasto

1 cucharada de miel cruda
¼ de taza de vinagre balsámico
1 cucharadita de ajo en polvo
1 pizca de sal yodada y pimienta

1. Calienta la parrilla a fuego medio y cepilla las rejillas con aceite de oliva. Si usas una sartén, rocía con aceite de oliva en espray y calienta a fuego medio.
2. Corta las puntas y las raíces de la citronela, y reserva los tallos.
3. Coloca las chuletas de ternera planas y cúbrelas con una envoltura de plástico. Golpea con un mazo para carne o con la parte inferior de una sartén pesada, hasta que no mida más de 0,5 cm. Condimenta con sal y pimienta. Envuelve un pedazo de ternera alrededor de cada tallo de citronela y asegúralo con un palillo.
4. En un bol pequeño, mezcla el vinagre balsámico, el aceite de oliva, la miel y el ajo en polvo. Pinta las piruletas de ternera con esta vinagreta y dispón en la parrilla. Asa de 2 a 3 minutos por cada lado, pintando con la vinagreta después de darles la vuelta. Emplata y sirve caliente.

Pollo asado con ajo

Asar un pollo es una excelente manera de alimentar a varias personas, y esta receta de pollo asado con ajo y limón es sorprendentemente fácil de preparar. Sírvelo con una Calabaza al horno (página 161) o una ensalada crujiente para una comida completa y satisfactoria.

8 PORCIONES

1 pollo asado entero de corral, de 2,5 kg

1 limón

2 ramitas de romero fresco

¼ de taza de aceite de coco

1 cucharada de zumo de limón fresco

1 pizca de sal yodada y pimienta

1 cucharada de ajo fresco picado

1. Precalienta el horno a 200 ºC.
2. Retira los menudillos del pollo. Puedes tirarlos, si no te gustan, o asarlos al lado del pollo. Enjuaga el pollo con agua fría, por dentro y por fuera, luego seca con papel absorbente.
3. Derrite el aceite de coco en una cacerola pequeña y añade el zumo de limón y el ajo.
4. Coloca las mitades de limón, romero y tomillo dentro del pollo, luego ata las patas con un cordel para mantenerlas presionadas contra el cuerpo. Dispón el pollo en una bandeja con las pechugas hacia arriba.
5. Pinta el pollo con abundante aceite de coco y la mezcla de ajo. Sazona con sal y pimienta.
6. Asa 1 hora, rociando el pollo con los zumos de la bandeja, cada 15 minutos. Verifica la temperatura interna en la parte más gruesa de la pechuga y continúa asando si es necesario, hasta que la temperatura alcance 75 ºC.
7. Coloca el pollo en una tabla para cortar y cúbrelo con papel de aluminio. Deja reposar 10 minutos antes de cortar para servir.

Si te gusta la comida china, serás un fanático de este pollo agridulce con mango. El sabroso (y saludable) toque dulce se obtiene de la miel cruda, la piña fresca y el mango.

4 A 6 PORCIONES

½ taza de zumo de piña sin azúcar
¼ de taza de caldo de pollo
2 cucharadas de vinagre de
    manzana
2 cucharadas de miel cruda
4 pechugas de pollo sin hueso
    y sin piel
½ taza de harina de coco tamizada

¼ de taza de aceite de coco,
    dividido
1 cebolla amarilla mediana, picada
1 pimiento rojo mediano, picado
1 taza de piña fresca picada
1 taza de mango fresco picado
1 pizca de sal yodada y pimienta

1. Para preparar la salsa, mezcla el zumo de piña, el caldo de pollo, el vinagre de manzana y la miel en un bol pequeño. Reserva.
2. Corta las pechugas de pollo en trozos pequeños. Salpimenta. Luego mezcla con la harina de coco en un bol grande.
3. Calienta 2 cucharadas de aceite de coco en una sartén grande a fuego medio-alto. Añade el pollo y fríelo hasta que esté dorado por todos lados, alrededor de 5 o 7 minutos, luego colócalo sobre papel absorbente para escurrir.
4. Vuelve a calentar la sartén con las 2 cucharadas de aceite de coco restantes. Añade la cebolla y el pimiento. Sofríelos de 3 a 4 minutos, hasta que estén tiernos y crujientes. Mezcla la piña y los trozos de mango, luego vierte en la salsa. Baja a fuego lento e incorpora el pollo dorado. Retira del fuego cuando esté caliente, aproximadamente entre 3 y 5 minutos. Sirve inmediatamente.

Pollo asado con olivada

El estofado es un método de cocción que utiliza calor húmedo para preservar el sabor natural de la carne. Esta receta produce una pechuga de pollo tierna y jugosa rematada con un olivada de oliva deliciosamente salado y picante.

6 PORCIONES (EL TAMAÑO DE LA PORCIÓN
ES 1 PATA DE POLLO MÁS 2 CUCHARADAS DE OLIVADA)

PARA EL POLLO ESTOFADO

6 muslos de pollo sin hueso,
    sin piel
4 cucharadas de aceite de oliva
    virgen extra, dividido, y más
    según sea necesario

3-4 tazas de caldo de pollo,
    dividido
1 cebolla dulce grande, picada

PARA LA OLIVADA

½ taza de aceitunas negras picadas
½ taza de aceitunas verdes picadas
1 filete de anchoa, picado
1 diente de ajo, picado
½ cucharadita de orégano fresco
    picado
2 zanahorias pequeñas, peladas
    y picadas

1 tallo de apio, picado
2 dientes de ajo, picados
1 cucharadita de orégano
1 pizca de sal yodada y pimienta
½ cucharadita de tomillo
2 cucharadas de zumo de limón
1-2 cucharadas de aceite de oliva
    virgen extra

1. Precalienta el horno a 200 °C.
2. Sazona los muslos de pollo con sal y pimienta. Calienta 2 cucharadas de aceite de oliva en una sartén grande a prueba de horno, a fuego medio-alto. Añade el pollo a la sartén en una sola capa, y fríe hasta que la parte inferior esté dorada, aproximadamente 5 minutos. Da la vuelta al pollo y saltea de 3 a 5 minutos por el otro lado, hasta que se dore. Reserva.

3. Vuelve a calentar la sartén, añadiendo más aceite si fuera necesario. Incorpora 1 taza de caldo de pollo, moviendo el pollo para que no se pegue a la sartén. Cuece a fuego lento durante 1 o 2 minutos, luego vierte el líquido de la cacerola en un bol pequeño y reserva.

4. Vuelve a calentar la sartén con las 2 cucharadas de aceite de oliva restantes y añade la cebolla, las zanahorias y el apio. Sazona con sal y pimienta al gusto, y saltea de 8 a 10 minutos, removiendo según sea necesario, hasta que las verduras estén tiernas. Incorpora el ajo y el orégano, luego mete las patas de pollo en la sartén. Vierte el líquido de la sartén y añade suficiente caldo para que cubra la mitad de las patas de pollo. Baja a fuego lento y luego mete la sartén en el horno.

5. Hornea 5 minutos y reduce a 160 °C asando de 35 a 40 minutos, hasta que la temperatura interna del pollo alcance los 70 °C.

6. Mientras se asa el pollo, prepara la olivada combinando las aceitunas negras y verdes en una picadora. Pulsa hasta que esté muy picado. Luego añade la anchoa, el ajo, el orégano, el tomillo y el zumo de limón. Sazona al gusto y presiona hasta que esté todo mezclado. Mientras pulsas, incorpora el aceite de oliva hasta alcanzar la consistencia deseada.

7. Durante los últimos 10 minutos en que el pollo está en el horno, dispón de 1 a 2 cucharadas de olivada en cada pata de pollo. Cuando esté asado, colócalo en una fuente grande. Cubre, sin apretar, con papel de aluminio. Deja reposar de 5 a 10 minutos antes de servir.

Muslos de pollo a la lima

Marinados en una salsa de limón y sirope de arce, estos muslos de pollo son jugosos y tiernos por el centro con una piel dulce y crujiente por fuera. Ésta es la comida perfecta para asar a la parrilla después de un largo invierno, pero también puedes prepararla en al fuego con una sartén o usar la parrilla del horno a fuego medio. La dulzura de estos muslos de pollo casa bien con una guarnición sabrosa como las Espinacas salteadas con ajo (página 166).

4 A 6 PORCIONES

12 muslos de pollo de corral, sin piel
½ taza de sirope de arce puro
½ taza de zumo de limón fresco
¼ de taza de vinagre de manzana

1 cucharada de ralladura de lima fresca
1 diente de ajo, picado
Aceite de oliva virgen extra, según sea necesario

1. Coloca el pollo en una bolsa grande de plástico con cierre.
2. Para preparar la marinada, mezcla el sirope de arce, el zumo de limón, el vinagre de manzana, la ralladura de limón y el ajo en un bol mediano. Pon en la bolsa, cierra y agita para bañar el pollo. Mete en la nevera al menos 4 horas.
3. Calienta la parrilla a fuego alto y cepilla las rejillas con aceite de oliva. Si preparas esta receta al fuego, engrasa una sartén con aceite de oliva en aerosol y pon a fuego alto.
4. Retira el pollo de la bolsa, guarda el adobo y coloca el pollo en la parrilla. Asa de 20 a 25 minutos, dándole la vuelta cada 5 minutos más o menos, hasta que esté cocido.
5. Mientras, vierte el adobo reservado en una cacerola pequeña y llévala a fuego medio. Cuece la salsa de 10 a 15 minutos, hasta que espese. Sirve el pollo caliente y rocía con la salsa de sirope de arce y limón.

GUACAMOLE CON PECHUGA DE PAVO

Estas tiernas pechugas de pavo horneadas se infunden con el sabor del aguacate fresco que también ayuda a mantener la carne húmeda durante la cocción. Además de añadir un rico sabor a este plato, el aguacate maduro es una fuente natural de grasas monoinsaturadas saludables, mientras que el pavo proporciona proteínas magras, vitaminas B, selenio y zinc.

4 PORCIONES CON ¼ DE TAZA DE GUACAMOLE CADA UNA

PARA EL GUACAMOLE

1 aguacate grande maduro
1 diente de ajo, picado
3 cucharadas de cebolla roja picada

½ cucharadita de sal yodada
1 cucharadita de zumo de limón fresco

PARA EL PAVO

600 g de pechugas de pavo de corral, deshuesadas y sin piel

1 cucharada de aceite de coco
1 pizca de sal yodada y pimienta

1. Precalienta el horno a 200 °C y engrasa un molde con aceite.
2. Para preparar el guacamole, mete el aguacate pelado en un bol mediano y cháfalo con un tenedor. Añade la cebolla roja, el zumo de limón, el ajo y la sal hasta que estén bien mezclados.
3. Corta la pechuga de pavo en cuatro partes iguales y colócalas sobre una tabla para cortar. Cubre con una envoltura de plástico y golpéalas con un mazo de carne hasta conseguir, aproximadamente, 0,5 cm de espesor.
4. Distribuye el guacamole uniformemente entre los cuatro trozos de pavo, extendiéndolo sobre toda la pieza. Enrolla los filetes de pavo y asegúralos con hilo de cocina.
5. Calienta el aceite de coco en una sartén grande a fuego medio-alto. Sazona los rollitos de pavo con sal y pimienta. Coloca en la sartén y saltea de 1 a 2 minutos hasta que se doren. Da la vuelta y saltea hasta que estén dorados por el otro lado. Luego coloca en la fuente para hornear.
6. Asa de 25 a 30 minutos, hasta que estén bien cocidos. Deja reposar unos 5 minutos antes de servir.

Los lomitos de cerdo se condimentan con ajo fresco, se asan hasta que estén tiernos con una corteza de hierbas crujientes. Esta receta es fácil de hacer y puedes personalizarla con hierbas frescas de tu jardín. Sirve este lomo de cerdo asado con Remolacha asada balsámica (página 155) o Zanahorias baby a la miel (página 158) para una comida equilibrada.

4 A 6 PORCIONES

2 lomos de cerdo (1 kg) deshuesado

2 cucharadas de romero fresco picado

1 cucharada de orégano fresco picado

1 cucharada de tomillo fresco picado

6 dientes de ajo, picados

¼ de taza de aceite de oliva virgen extra

1 pizca de sal yodada y pimienta

1. Precalienta el horno a 190 ºC, y forra la bandeja del horno con papel de aluminio.
2. Sazona los lomitos con sal y pimienta, y colócalos en la bandeja del horno.
3. Dispón el romero, el orégano, el tomillo y el ajo en un picadora. Pulsa varias veces para picar, luego ve echando un chorrito de aceite mientras la picadora funciona hasta obtener una pasta suave. Extiéndela sobre los lomitos.
4. Asa durante 10 minutos. Dale la vuelta a los lomos y ásalos otros 8 o 10 minutos, hasta que la temperatura interna alcance los 65 ºC.
5. Retira del horno y colócalos en una tabla de cortar, cubriendo sin apretar con papel de aluminio. Deja reposar 10 minutos antes de cortar para servir.

Los medallones de cerdo se envuelven en bacon y se asan a la parrilla hasta que el bacon esté crujiente. Luego se rocían con un glaseado de sirope de arce. La carne de cerdo alimentada con pasto es rica en proteínas magras, así como en una serie de necesarias vitaminas del grupo B. Este plato es una fuente natural de zinc, un mineral conocido por reforzar el sistema inmunológico.

4 PORCIONES

1 lomo de cerdo deshuesado
   de unos 800 g
8 lonchas de bacon sin curar
¼ de taza de vinagre balsámico

2 cucharadas de sirope de arce
   puro
½ cucharadita de ajo en polvo
1 pizca de sal yodada y pimienta

1. Calienta la parrilla a fuego medio-alto y cepilla las rejillas con aceite de oliva. Para preparar al fuego, rocía una sartén con aceite de oliva y calienta a fuego medio-alto.
2. Sazona los lomos de cerdo con sal y pimienta. Luego córtalos en 8 medallones. Envuelve cada medallón en bacon e insértalos en pinchos de metal.
3. Asa en la parrilla de 6 a 8 minutos por cada lado, hasta que estén casi cocidos.
4. Mientras, mezcla el vinagre balsámico, el sirope de arce y el ajo en polvo en un bol pequeño. Pinta con este glaseado los medallones y asa 1 minuto más por cada lado.
5. Sirve caliente.

Viste un solomillo de cerdo con tarta de manzana y arándanos tiernos. Las manzanas son ricas en antioxidantes y flavonoides, mientras que los arándanos proporcionan una gran cantidad de vitamina C, manganeso y fibra dietética para favorecer una digestión saludable.

4 PORCIONES

1 lomo de cerdo de 600 a 800 g
1 tarta de manzana mediana, cortada a cubitos
1 taza de champiñones picados
½ taza de arándanos secos sin azúcar y picados
¼ de taza de cebolla blanca cortada a cubitos
1 diente de ajo, picado
2 cucharadas de sirope de arce puro
1 pizca de sal yodada y pimienta

1. Precalienta el horno a 190 °C.
2. Coloca el lomo en una tabla para cortar y usa un cuchillo afilado para cortar por la mitad. Despliega el lomo y colócalo plano. Coloca dos o tres trozos de plástico por encima y golpea suavemente con un mazo hasta que alcance aproximadamente 0,5 cm de grosor.
3. Para hacer el relleno, mezcla la manzana, los champiñones, los arándanos, la cebolla y el ajo en un bol mediano. Añade el sirope de arce y sazona con sal y pimienta al gusto. Remueve hasta que estén bien mezclados.
4. Coloca el relleno a lo largo de la mitad del lomo, dejando un borde de 2,5 cm alrededor. Enrolla bien y asegura con hilo de cocina. Dispón en una asadera.
5. Asa 1 hora, o hasta que la temperatura interna de la carne alcance los 65 °C. Coloca en una tabla de cortar. Deja reposar durante 5 minutos antes de cortar a lonchas para servir.

Capítulo 9

Platos veganos y vegetarianos

Calabacines rellenos de verduras

El cálido y tierno calabacín relleno con una mezcla de verdura es una exquisita comida vegana. Asar el calabacín en aceite de oliva antes de rellenarlo con la mezcla de verdura con hierbas hace que este plato sea fragante y sabroso.

4 PORCIONES

2 calabacines medianos
Aceite de oliva virgen extra,
   según sea necesario
1 cucharadita de aceite de coco
1 cebolla amarilla mediana,
   cortada a cubitos
1 taza de champiñones picados

2 tazas de hojas de remolacha
   picadas
2 dientes de ajo, picados
1 cucharadita de orégano seco
½ cucharadita de albahaca seca
1 pizca de sal yodada y pimienta

1. Precalienta el horno a 190 ºC.
2. Corta los extremos de los calabacines, luego córtalos por la mitad, a lo largo. Usa una cuchara para sacar la pulpa, dejando un borde de 0,5 cm. Pinta los lados del calabacín con aceite de oliva y sazona ligeramente con sal y pimienta. Coloca el lado cortado hacia arriba en una fuente de vidrio o cerámica y hornea 15 minutos.
3. Mientras, calienta el aceite de coco en una sartén a fuego medio-alto. Añade la cebolla y sofríe hasta que esté translúcida, aproximadamente 4 o 5 minutos. Incorpora los champiñones, las hojas de remolacha y el ajo, y sazona con sal y pimienta al gusto. Saltea de 3 a 4 minutos hasta que las hojas de remolacha estén marchitas, luego añade el orégano y la albahaca.
4. Extiende el relleno de verduras en las mitades de calabacín. Hornea otros 20 o 30 minutos, hasta que el calabacín esté tierno.

La calabaza es una sabrosa alternativa a la pasta porque satisface, llena y su pulpa cocida, incluso, se parece al cabello de ángel. Esta calabaza de invierno es rica en vitaminas A y C, y una excelente fuente de fibra dietética, manganeso, potasio y magnesio. Esta receta casa bien con guarniciones ligeras como los Filetes de pez espada con romero naranja/limón o puedes disfrutarla sola, como una opción de cena vegana.

6 A 8 PORCIONES

1 calabaza grande (de 2,5 a 3 kg)
Aceite de oliva virgen extra,
    según sea necesario
1 cucharada de aceite de coco
1 cebolla amarilla mediana, picada
2 dientes de ajo, picados

1 calabacín pequeño, pelado
    y cortado a cubitos
1,5 tazas de champiñones blancos
    picados
1 pizca de sal yodada y pimienta

1. Precalienta el horno a 200 ºC, y forra la bandeja del horno con papel de aluminio.
2. Corta la calabaza por la mitad a lo largo. Luego retira las semillas. Cepilla los lados cortados con aceite de oliva y sazona con sal y pimienta. Coloca las mitades con el lado cortado hacia abajo sobre la bandeja del horno. Asa durante unos 20 minutos, hasta que la calabaza se pueda perforar fácilmente con la hoja de un cuchillo.
3. Mientras, derrite el aceite de coco en una sartén grande a fuego medioalto. Añade la cebolla y el ajo y sofríe 5 o 6 minutos, hasta que estén tiernos. Incorpora el calabacín y los champiñones, y saltea de 4 a 5 minutos, hasta que estén tiernos.
4. Retira la calabaza del horno y déjela reposar hasta que esté lo suficientemente fría para poder manipularla. Tritura la carne con un tenedor, métela en un bol grande y mezcla con las verduras salteadas.
5. Ajusta el condimento al gusto. Sirve caliente.

Pan ácimo con verduras asadas

En este plato, las verduras tiernas asadas con un adobo balsámico se esparcen sobre un pan ácimo de harina de coco. Utiliza las verduras que tengas a mano para personalizar esta receta a tu gusto, y no tengas miedo de adornar el pan ácimo con hierbas frescas para conseguir una presentación estética y aromática.

4 PORCIONES

PARA LAS VERDURAS

1 calabacín mediano, cortado
    a cubitos
1 cebolla pequeña amarilla,
    a rodajas finas
250 g de champiñones cremini,
    a láminas

2 dientes de ajo, a láminas
2 cucharadas de aceite de oliva
    virgen extra
2 cucharadas de vinagre balsámico
1 pizca de sal yodada y pimienta

PARA EL PAN ÁCIMO

½ taza de harina de coco tamizada
½ cucharadita de levadura
½ cucharadita de bicarbonato
    de sodio
½ cucharadita de sal yodada
¼ de taza más 2 cucharadas de
    copos de agar-agar

¾ de taza de agua tibia
½ taza de leche de coco de lata
Aceite de oliva virgen extra,
    según sea necesario

1. Precalienta el horno a 220 ºC, y forra la bandeja del horno con papel de aluminio y otra bandeja con papel de hornear.
2. Pon el calabacín, la cebolla, los champiñones y el ajo en un bol grande. Mezcla con el aceite de oliva y el vinagre balsámico. Luego sazona con sal y pimienta al gusto. Extiende sobre la bandeja para hornear forrada con papel de aluminio y asa de 15 a 20 minutos, hasta que esté blanda. Retira del horno y deja enfriar.
3. Mientras, prepara la masa de pan ácimo mezclando la harina de coco, la levadura, el bicarbonato de sodio y la sal en un bol grande. En un bol

mediano, mezcla las copos de agar-agar y el agua tibia. Bate la mezcla de agar-agar y la leche de coco en los ingredientes secos hasta que quede suave.

4. Para cocinar el pan ácimo, rocía una sartén con aceite en espray y calienta a fuego medio. Extiende alrededor de ¼ de la masa en la sartén y cuece de 1 a 2 minutos, hasta que esté firme. Con cuidado, da la vuelta al pan ácimo y cuece durante 1 o 2 minutos, hasta que esté firme y ligeramente dorado.

5. Coloca en la bandeja para hornear forrada con papel y repite con la mezcla restante. Una vez que los cuatro panes estén cocidos, cepilla la parte superior con aceite de oliva y calienta la parrilla del horno a fuego alto.

6. Dispón las verduras asadas sobre los panes y asa durante 1 o 2 minutos, hasta que se calienten. Sirve caliente.

PAN ÁCIMO CON HIERBA DE AJO Y PESTO

El pan ácimo caliente con sabor a ajo y hierbas es un acompañamiento perfecto para el pesto de albahaca fresca. Aunque el pesto se hace tradicionalmente con piñones y queso parmesano, esta receta no contiene lácteos ni nueces, de acuerdo con el plan de dieta de Hashimoto.

4 PORCIONES

PARA EL PESTO

2 tazas de albahaca fresca picada
1 diente de ajo, picado
½ taza sin azúcar triturada
3-4 cucharadas de aceite virgen
    extra
1 cucharada de zumo de limón
    fresco
1 pizca de sal yodada

PARA EL PAN ÁCIMO

½ taza de harina de coco tamizada
¼ de cucharadita de orégano seco
½ cucharadita de levadura
2 dientes de ajo, picados
½ cucharadita de bicarbonato
    de sodio
6 cucharadas de copos de agar-agar
½ cucharadita de sal yodada
¾ de taza de agua tibia
¼ de cucharadita de romero seco
½ taza de leche de coco enlatada

1. Para preparar el pesto, pon la albahaca, el coco, el zumo de limón y el ajo en una picadora. Mezcla bien. Con el procesador en funcionamiento, echa un chorrito de aceite de oliva hasta que el pesto alcance la consistencia deseada. Sazonar con sal al gusto. Reservar.
2. Para hacer la masa de pan ácimo, mezcla la harina de coco, la levadura, el bicarbonato de sodio, la sal, el romero, el orégano y el ajo en un bol grande. En un bol mediano, mezcla las copos de agar-agar y el agua tibia. Incorpora la mezcla de agar-agar y la leche de coco a los ingredientes secos hasta que quede suave.
3. Para cocinar el pan ácimo, rocía una sartén con aceite y calienta a fuego medio. Extiende alrededor de ¼ de la masa en la sartén y cuece de 1 a

2 minutos, hasta que esté firme. Con cuidado, da la vuelta al pan ácimo y cuece durante 1 a 2 minutos, hasta que esté firme y ligeramente dorado. Pon el pan en un plato y cúbrelo con papel de aluminio para mantenerlo caliente. Repite con la masa restante.

4. Una vez que los cuatro panes planos estén cocidos, esparce el pesto por encima y sirve.

PAN ÁCIMO CON OLIVADA
AL ROMERO

El romero fresco con un pan ácimo tierno es absolutamente perfecto cuando se cubre con una olivada hecha en casa. Inspirada en los sabores del Mediterráneo, esta receta es una excelente manera de alegrar la rutina dietética. Para una comida completa, sirve con sopa o ensalada.

4 PORCIONES (EL TAMAÑO DE LA PORCIÓN
ES 1 PAN ÁCIMO MÁS ¼ DE TAZA DE OLIVADA)

PARA LA OLIVADA

1 taza de aceitunas negras
    sin hueso
1 taza de aceitunas verdes
    sin hueso
2 cucharadas de alcaparras
    escurridas
1 diente de ajo, picado
1 cucharada de albahaca fresca
    picada
1 pizca de sal yodada y pimienta

1 cucharada de perejil fresco
    picado
1 cucharadita de tomillo fresco
    picado
1 cucharadita de orégano fresco
    picado
3-4 cucharadas de aceite de oliva
    virgen extra
Sal yodada

PARA EL PAN ÁCIMO

½ taza de harina de coco tamizada
½ cucharadita de levadura
½ cucharadita de bicarbonato
    de sodio
¼ de taza + 2 cucharadas de copos
    de agar-agar

¾ de taza de agua tibia
½ taza de leche de coco enlatada
2 cucharadas de romero fresco
    picado
1 cucharadita de perejil fresco
    picado

1. Para hacer la olivada, mezcla las aceitunas, las alcaparras y el ajo en una picadora. Pulsa para picarla. Luego añade la albahaca, el perejil, el tomillo y el orégano. Echa un chorrito de aceite de oliva mientras bates hasta que se forme una mezcla suave. Condimentar con sal y pimienta.

2. Para preparar la masa de pan ácimo, junta la harina de coco, la levadura, el bicarbonato de sodio y la sal en un bol grande. En un bol mediano, mezcla los copos de agar-agar y el agua tibia. Incorpora la mezcla de agar-agar, la leche de coco y el romero en los ingredientes secos hasta que quede suave.

3. Para cocinar el pan ácimo, rocía una sartén con aceite y calienta a fuego medio. Extiende alrededor de ¼ de la masa en la sartén y cuece de 1 a 2 minutos, hasta que esté firme. Con cuidado, da la vuelta al pan y cuece de 1 a 2 minutos más, hasta que esté firme y ligeramente dorado.

4. Dispón en un plato y envuélvelo con papel de aluminio para mantenerlo caliente y repite con la mezcla restante. Una vez que los cuatro panes estén cocidos, esparce sobre ellos la olivada. Adorna con perejil para servir.

Pastel de champiñones con crujiente de coco

Los tiernos trozos de champiñones al horno en una salsa cremosa de verduras constituyen un relleno abundante para un pastel de harina de coco. Una sabrosa alternativa vegana al pastel de pollo, esta receta es sorprendentemente fácil de preparar y alimentará a toda la familia.

4 A 6 PORCIONES

PARA EL CRUJIENTE

2 cucharadas de copos de agar-agar
2 cucharadas de agua tibia
½ taza de aceite de coco derretido

1 cucharada de sirope de agave
¼ de cucharadita de sal yodada
¾ de taza de harina de coco tamizada

PARA EL RELLENO

2 cucharadas de ghee
1 cebolla mediana, en cubitos
2 zanahorias medianas, peladas y en cubitos
2 tallos de apio, en cubitos
250 g de champiñones, en cubitos

1 diente de ajo, picado
½ cucharadita de orégano seco
¼ de cucharadita de tomillo seco
¼ de taza de harina de algarroba
1 ½ tazas de caldo de verduras

1. Precalienta el horno a 200 °C.
2. Para el crujiente, mezcla las copos de agar-agar y el agua tibia en un bol mediano. Añade el aceite de coco, el agave y la sal, y bate hasta que quede suave. Incorpora la harina de coco y remueve hasta que la mezcla forme una masa homogénea. Forma una bola con la mano y presiónala dentro de una bandeja de vidrio para pasteles. Pincha la parte inferior y los lados de la masa con un tenedor. Hornea durante 6 u 8 minutos hasta que la masa esté firme. Luego retírala. Reserva mientras preparas el relleno.

3. Para el relleno, derrite el ghee en una cacerola a fuego medio. Añade la cebolla, las zanahorias, el apio y los champiñones. Sazona con sal y pimienta al gusto. Cuece hasta que las verduras estén tiernas. Incorpora el ajo, el orégano y el tomillo. Mezcla la harina de algarroba con el caldo de verduras, y rocía la mezcla en la cacerola mientras remueves. Cuece a fuego lento de 10 a 12 minutos, hasta que esté espeso y caliente. Vierte en el crujiente.
4. Hornea de 8 a 10 minutos, hasta que la masa esté dorada.

Aunque de sabor ligero, el calabacín contiene importantes nutrientes como la fibra dietética, la vitamina C, el folato y el betacaroteno. En esta receta, se combina con el caldo de verduras para hacer una sopa cremosa, elegante y sutil. Si lo deseas, puedes sustituir los calabacines de verano por los calabacines.

4 A 6 PORCIONES

1,3 kg de calabacín, picado
8 tazas de caldo de verduras
2 cebollas medianas, picadas
½ taza de albahaca fresca, picada
2 cucharadas de ajo, picado

1½ cucharaditas de orégano seco
2-3 cucharadas de aceite virgen extra
1 pizca de sal yodada y pimienta
Aceite de oliva

1. Precalienta el horno a 190 °C y forra la bandeja del horno con papel de aluminio.

2. Mezcla el calabacín, las cebollas y el ajo con el aceite de oliva y dispón la mezcla sobre la bandeja para hornear. Salpimenta al gusto. Hornea hasta que las verduras estén tiernas, de 30 a 35 minutos, dando la vuelta a mitad del asado.

3. Calienta el caldo de verduras en una cacerola grande a fuego medio-alto. Incorpora las verduras asadas y baja a fuego lento. Añade la albahaca y el orégano. Luego haz un puré con la sopa mediante una batidora de inmersión. Ajusta el condimento al gusto. Sirve caliente.

Crema de puerros con champiñones

Si estás buscando la receta perfecta para aprovechar las verduras que te han quedado en la nevera, prueba esta abundante sopa. Lo mejor de esta receta es que puede hacerse con casi cualquier verdura que tengas a mano, así que da rienda suelta a tu creatividad.

4 A 6 PORCIONES

1 cucharada de aceite de coco
1 cebolla mediana, picada
2 dientes de ajo, picados
1,2 kg de calabaza pelada, sin semillas y picada
2 zanahorias medianas, peladas y picadas

2 chirivías medianas, peladas y picadas
1 taza de leche de coco
6 tazas de caldo de verduras
½ cucharadita de canela molida
1 pizca de sal yodada y pimienta

1. Derrite el aceite de coco en una cacerola grande a fuego medio-alto. Añade la cebolla y el ajo. Saltea hasta que la cebolla este translúcida, alrededor de 4 o 5 minutos. Añade la calabaza, las zanahorias, las chirivías y la calabaza. Incorpora el caldo de verduras, la canela y la sal y la pimienta al gusto. Deja hervir. Reduce el fuego y cuece a fuego lento de 25 a 30 minutos, hasta que las verduras estén muy tiernas.
2. Prepara un puré con la sopa con una batidora de inmersión. Ajusta el condimento al gusto. Sirve caliente.

Marinados en un aderezo de jengibre fresco, estos palitos de calabacín a la parrilla son la manera perfecta de preparar calabacines frescos porque la parrilla resalta su ternura. El calabacín aporta fibra dietética, mientras que el jengibre fresco proporciona beneficios antiinflamatorios y analgésicos naturales. Sirve con una ensalada ligera para una comida completa.

4 A 6 PORCIONES

½ taza de coco amino
½ taza de caldo de verduras
¼ de taza de aceite de oliva virgen
   extra
1 cucharada de sirope de agave

1 cucharada de jengibre fresco
   rallado
2 dientes de ajo, picados
800 g o 1,2 kg de calabacín
1 pizca de sal yodada y pimienta

1. Para hacer el adobo, mezcla el coco amino, el caldo de verduras, el aceite de oliva, el sirope de agave, el jengibre y el ajo en un bol mediano.
2. Corta el calabacín por la mitad, a lo largo, y luego córtalo a lo ancho en trozos de 2 cm. Coloca las rodajas de calabacín en un plato poco profundo, en una sola capa, y vierte el adobo de jengibre sobre ellas.
3. Sazona con sal y pimienta al gusto. Tapa con film transparente y deja adobar a temperatura ambiente durante unos 30 minutos.
4. Calienta la parrilla a fuego medio-alto y cepilla las rejillas con aceite de oliva. Si usas fuego, engrasa una sartén con aceite de oliva en espray y calienta a fuego medio-alto. Coloca las rodajas de calabacín en la parrilla y asa unos 5 minutos. Con cuidado, da la vuelta al calabacín y asa otros 3 o 5 minutos, hasta que estén tiernos. Sirve caliente.

Crepes de champiñones con cebolla

Láminas de champiñones frescos y cebolletas mezclados con una salsa de coco cremosa forman un relleno de crepe ligero pero abundante. Sirve estas crepes para el desayuno o la cena, seguramente serán un éxito en cualquier momento del día.

6 A 8 PORCIONES (2 CREPES)

PARA LAS CREPES

¾ de taza de leche de coco

½ taza de harina de coco tamizada

½ cucharadita de zumo de limón fresco

¼ de cucharadita de bicarbonato de sodio

1 taza de copos de agar-agar

¼ de cucharadita de sal yodada

1 taza de agua tibia

PARA EL RELLENO

1 cucharadita de aceite de coco

2-3 cucharadas de harina de algarroba

250 g de champiñones cremini

1 manojo de cebollas verdes (partes blancas) a aros

1 lata de leche de coco

1 pizca de sal yodada y pimienta

¼ de taza de agua tibia

1. Para hacer la masa de crepe, mezcla la leche de coco y el zumo de limón en un bol mediano, y deja reposar durante 5 minutos. Mezcla los copos de agar-agar con el agua tibia. En un bol grande, junta la harina de coco, el bicarbonato de sodio y la sal. Mezcla con los ingredientes secos hasta que quede suave. Deja reposar 10 minutos.
2. Para el relleno, derrite el aceite de coco en una sartén mediana a fuego medio. Añade los champiñones y cuece hasta que el líquido se haya evaporado, aproximadamente 5 o 6 minutos. Incorpora la leche de coco y salpimenta al gusto. Mezcla el agua y la harina de algarroba.

Luego incorpora a la sartén. Cuece hasta que espese, aproximadamente 5 minutos. Apaga el fuego y cubre para mantenerlo caliente.

3. Para cocinar las crepes, calienta una sartén a fuego medio-bajo y rocía con aceite de oliva. Coloca aproximadamente ¼ de taza de masa en la sartén e inclínala para cubrir el fondo. Cuece hasta que el centro esté listo, aproximadamente 1 minuto. Luego gira la crepe con cuidado. Cuece otros 30-60 segundos, hasta que esté lista. Las crepes cocidas deben quedar flexibles. Reserva en un plato y tapa con papel de aluminio para mantenerlas calientes. Repite la operación con la masa restante hasta que todas las crepes estén cocidas.

4. Vierte aproximadamente ¼ de taza de la mezcla de champiñones en el centro de cada crepe. Dóblalas y cubre con más champiñones. Adorna con cebolletas verdes para servir.

Gofres de boniato con canela y coco

Si te sientes indulgente, disfruta de estos gofres como desayuno o cena. Los gofres son crujientes por fuera, tiernos por dentro y cubiertos con crema de coco y canela ligeramente endulzada.

4 A 6 PORCIONES
(LA PORCIÓN ES 1 GOFRE MÁS 2 CUCHARADAS DE CREMA)

PARA LA CREMA DE CANELA Y COCO

1 lata de leche de coco

1-2 cucharadas de sirope de agave frío

½ cucharadita de canela molida

PARA LOS GOFRES

3 cucharadas de copos de agar-agar

2 cucharadas de aceite de coco derretido

3 cucharadas de agua tibia

½ a 1 cucharadita de canela molida

600 g de boniatos rallados

1. Para hacer la crema de coco con canela, abre la lata de leche de coco de la parte inferior y vierte en un bol mediano. Tira el líquido o guárdalo para otra receta. Añade el agave y la canela. Luego mezcla con una batidora manual hasta que espese y quede una crema suave, aproximadamente de 3 a 5 minutos.
2. Calienta la plancha de gofres y rocía con aceite de oliva en espray.
3. Mientras, haz la masa para gofres batiendo los copos de agar-agar y el agua en un bol grande. Incorpora el boniato rallado, el aceite de coco y la canela hasta que estén bien mezclados en una masa espesa.
4. Coloca una cucharada de ¼ a ½ taza de masa en la gofrera caliente. Cuece hasta que estén dorados y crujientes en los bordes. Reserva en un plato y tápalo con papel de aluminio para mantenerlos calientes. Repite el proceso con la masa restante.
5. Sirve caliente con una cucharada de crema de canela y coco.

ALERTA DE GOITRÓGENOS: MÁX. 6 A 8 PORCIONES/SEMANA

Marinados en vinagre balsámico y asados a la parrilla, estos champiñones de Portobello son una adición saciante que maridan bien con una ensalada verde. También se pueden disfrutar como un entrante combinado con tu plato vegano favorito.

6 PORCIONES

¾ de taza de aceite de oliva virgen extra

1 cucharada de ajo picado

¼ de taza más 2 cucharadas de vinagre balsámico

½ cucharadita de sal yodada

6 champiñones Portobello

1 cucharada de sirope de agave

1. Haz el adobo batiendo el aceite de oliva, el vinagre balsámico, el agave, el ajo y la sal en un bol mediano.
2. Retira los pies de los champiñones y guárdalos para otra receta. Luego coloca los champiñones en un plato poco profundo. Vierte el adobo por encima y cubre con papel de plata. Deja reposar 15 minutos a temperatura ambiente.
3. Calienta la parrilla a fuego medio-alto y cepilla las rejillas con aceite de oliva. Si preparas al fuego, engrasa una sartén con aceite de oliva y calienta a fuego medio-alto. Coloca los champiñones en la parrilla, con la parte inferior hacia arriba, y asa 4 minutos. Dales la vuelta y cocina de 3 a 4 minutos más, hasta que estén tiernos. Sirve caliente.

Verduritas asadas

Esta receta reúne algunas de las verduras más apetecibles en un plato lleno de fibra dietética y nutrientes saludables. Las hierbas frescas y el ajo añaden un toque de sabor. Pero no creas que tienes que seguir la receta al pie de la letra: puedes usar cualquier verdura que tengas a mano.

4 A 6 PORCIONES

1 cucharada de aceite de coco
1 cebolla grande, picada
1,5 cm de jengibre fresco, rallado
2 dientes de ajo, picados
400 g de boniatos, pelados
    y picados
200 g de zanahorias frescas
2 chirivías medianas, peladas
    y a rodajas gruesas
1 calabacín mediano, a rodajas
    de 1,5 cm

1 taza de calabaza fresca picada
¼ de taza de aceite de oliva virgen
    extra
1 cucharada de romero fresco,
    picado
2 cucharaditas de tomillo fresco,
    picado
2 cucharaditas de orégano fresco,
    picado
1 pizca de sal yodada y pimienta

1. Precalienta el horno a 200 °C y forra la bandeja del horno con papel de hornear.
2. Derrite el aceite de coco en una sartén grande a fuego medio-alto. Añade la cebolla y saltea de 4 a 5 minutos, hasta que esté tierna. Incorpora el jengibre y el ajo. Saltea 1 minuto, hasta que suelte fragancia. Reserva en un bol grande. Añade los boniatos, las zanahorias, las chirivías, el calabacín y la calabaza. Rocía con el aceite de oliva y mezcla con el romero, el tomillo y el orégano. Sazona con sal y pimienta al gusto.
3. Extiende la mezcla sobre la bandeja del horno preparada y asa 20 minutos. Remueve las verduras y asa otros 15 o 20 minutos, hasta que estén tiernas.

Verduras combinadas al curry

Verduras tiernas en un cremoso curry de coco, este plato es tan fragante y delicioso como saludable y nutritivo. El polvo de curry contiene el ingrediente activo curcumina, que es un poderoso antioxidante y un fuerte antiinflamatorio.

3 A 4 PORCIONES

1 cucharada de aceite de coco
1 cebolla amarilla grande, picada
2 dientes de ajo, picados
1 lata de leche de coco
2 cucharadas de curry en polvo
1 cucharada de agave
1 boniato mediano, pelado
   y picado
2 zanahorias medianas, peladas
   y picadas
225 g de champiñones, en rodajas
   finas
120 g de judías verdes
Hojas frescas de cilantro
1 pizca de sal yodada

1. Derrite el aceite de coco en una sartén profunda a fuego medio-alto. Añade la cebolla y el ajo. Saltea hasta que la cebolla esté transparente, alrededor de 4 o 5 minutos.
2. Incorpora la leche de coco, el curry en polvo y el agave. Sazona con sal al gusto. Añade el boniato y las zanahorias. Luego tapa y cuece a fuego lento durante 5 minutos.
3. Añade los champiñones y las judías verdes y cuece a fuego lento sin tapar durante 3 o 5 minutos, hasta que se caliente. Sube el fuego durante unos minutos, si es necesario, para espesar la salsa.
4. Sirve caliente. Dispón el curry en boles individuales y decora con hojas de cilantro.

Espaguetis de calabacín con alcachofas al limón

El hecho de que la pasta tradicional de trigo no esté incluida en la dieta de Hashimoto no significa que no se pueda disfrutar de los espaguetis. Estos espaguetis están hechos de calabacín fresco y mezclados con alcachofas asadas, zumo de limón fresco y ajo para disfrutar de un plato sabroso y saludable.

4 PORCIONES

1 kg de calabacín
1 cucharada de aceite de coco
1 lata de alcachofas, escurridas
   y picadas
2 dientes de ajo, picados

1 cucharada de aceite de oliva
   virgen extra
2-3 cucharadas de zumo de limón
   fresco
1 pizca de sal yodada y pimienta

1. Usa un espiralizador o un pelador de verduras para pelar los calabacines y convertirlos en espaguetis.
2. Calienta el aceite de coco en una sartén grande a fuego medio. Añade los corazones de alcachofa picados y saltea de 3 a 4 minutos.
3. Incorpora el ajo y saltea de 1 a 2 minutos. Añade el aceite de oliva y los espaguetis de calabacín. Saltea durante 2 o 3 minutos hasta que se caliente.
4. Retira del fuego y rocía con zumo de limón. Sazona con sal y pimienta al gusto y sirve caliente.

Espaguetis de calabacín con limón al ajo

Para una comida simple pero saciante, prepara un lote de esta «pasta» hecha de calabacines y regada con una cremosa salsa de ajo y limón. La salsa tiene la combinación perfecta de sabores cítricos y picantes, y los espaguetis se tardan unos pocos minutos en cocinar.

4 A 6 PORCIONES

2 kg de calabacines
2 latas de leche de coco
El zumo y la ralladura de 1 limón
1 cucharada de ajo, picado

3-4 cucharadas de perejil fresco, picado
1 cucharada de aceite de coco
1 pizca de sal yodada y pimienta

1. Utiliza un espiralizador o un pelador de verduras para pelar los calabacines y cortarlos en espagueti.
2. Para hacer la salsa, vierte la leche de coco en una cacerola pequeña a fuego medio. Incorpora el zumo de limón, la ralladura de limón, el ajo y el perejil. Sazona con sal y pimienta al gusto. Pon a fuego lento mientras preparas la «pasta» de calabacín.
3. Derrite el aceite de coco en una sartén profunda a fuego medio. Añade el calabacín y remueve bien. Cuece hasta que esté del todo caliente, aproximadamente de 2 a 3 minutos.
4. Dispón en un bol para servir. Vierte la salsa por encima y mezcla antes.

Saquitos de lechuga asados al romero

Si estás buscando una forma sencilla de dar salida a la verdura sobrante, ásalas y métalas en saquitos de lechuga. Un chorrito de salsa de crema de coco con cilantro y lima, hecha en casa, añade un sabor extra.

4 PORCIONES

PARA LA SALSA

½ taza de leche de coco
¼ de taza de cilantro fresco picado
1-2 cucharadas de zumo de lima
    fresca

1-2 cucharaditas de sirope de agave
1 pizca de sal yodada y pimienta

PARA LOS SAQUITOS DE LECHUGA

1 calabacín pequeño, a rodajas
    de 2 cm
8 espárragos, puntas cortadas
1 cebolla amarilla pequeña, a aros
2 champiñones Portobello, sin pies,
    a láminas gruesas
1 remolacha mediana, a rodajas
    finas

2 cucharadas de aceite de oliva
    virgen extra
1 cucharada de vinagre de vino
    tinto
1 cucharadita de orégano seco
6 hojas grandes de lechuga

1. Precalienta el horno a 220 ºC y forra la bandeja del horno con papel de aluminio.
2. Para la salsa, mezcla la leche de coco, el cilantro, el zumo de lima y el agave en un bol mediano. Sazona con una pizca de sal. Reserva.
3. Para hacer las verduras asadas para los saquitos, mezcla el calabacín, los espárragos, la cebolla, los champiñones y la remolacha en un bol grande. Mezcla con el aceite de oliva, el vinagre de vino tinto y el orégano. Sazona con sal y pimienta al gusto.
4. Extiende las verduras en una sola capa sobre la bandeja para hornear. Asa de 10 a 12 minutos. Da la vuelta a las verduras con una espátula. Deja asar otros 10 o 15 minutos, hasta que estén tiernas. Retira del horno y deja enfriar un poco.
5. Para ensamblar, coloca las hojas de lechuga planas y añade alrededor de ¼ de verduras asadas en el centro. Rocía con salsa para servir.

Kebabs de verduras asadas al romero

Ensartados en tallos de romero fresco, estos kebabs de verdura a la parrilla
son una de mis recetas favoritas para el verano. Usa tus verduras preferidas
o las que tengas a mano. Es difícil equivocarse con la verdura asada con ese
toque de romero.

4 PORCIONES

¼ de taza + 2 cucharadas de aceite
    de oliva virgen extra
1 calabacín mediano, a rodajas
    de 1 cm
1 cucharada de vinagre de vino
    tinto
1-2 tazas de champiñones blancos
    enteros

1 cucharadita de miel cruda
    o agave
1 cebolla amarilla grande, a aros
8 ramitas grandes de romero fresco
1 pizca de sal yodada y pimienta

1. Para la marinada, mezcla el aceite de oliva, el vinagre de vino tinto, la
   miel o el agave, y sal y pimienta al gusto en un bol grande.
2. Arranca las hojitas de las ramas de romero y reserva los tallos para usar
   como brochetas. Pica las hojas y añádelas al adobo. Mezcla el calabacín,
   los champiñones y la cebolla con el adobo, luego tapa el bol. Deja adobar las verduras a temperatura ambiente mientras remojas los pinchos
   de romero en agua durante aproximadamente una hora.
3. Calienta la parrilla a fuego alto y cepilla las rejillas con aceite de oliva.
   Si se prepara al fuego, engrasa una sartén con aceite de oliva y calienta
   a fuego alto.
4. Ensarta los trozos de verduras en los pinchos de romero empapados y
   sacude el exceso de adobo. Coloca en la parrilla y asa de 8 a 10 minutos,
   girando cada 2 a 3 minutos, hasta que las verduras estén tiernas. Dispón
   los pinchos en un plato. Rocía con el adobo restante y sirve caliente.

CAPÍTULO 10

GUARNICIONES

REMOLACHA ASADA BALSÁMICA

Las remolachas frescas son una fuente natural de betaína, un nutriente especial que ayuda a reducir la inflamación y proteger los órganos internos, lo que convierte a la remolacha en un poderoso aliado para las personas con enfermedades autoinmunes. Haz que esta receta sea apta para los veganos cambiando la miel por el sirope de arce puro o el sirope de agave. Este acompañamiento combina bien con platos de carne asada como los Lomitos de cerdo asado con ajo (página 128).

6 PORCIONES

8 remolachas medianas
½ taza de vinagre balsámico
3 cucharadas de aceite de oliva
   virgen extra
1,5 cucharadas de miel cruda

½ cucharadita de sal yodada
1 cucharadita de ralladura
   de naranja
¼ de cucharadita de pimienta
   recién molida

1. Precalienta el horno a 220 ºC y forra la bandeja del horno con papel de aluminio.
2. Pela bien las remolachas y corta los extremos. Corta por la mitad y luego a rodajas de 0,5 cm de espesor.
3. Mezcla con el aceite de oliva, la sal y la pimienta en un bol grande y extiéndelas sobre la bandeja del horno. Asa de 30 a 45 minutos, hasta que estén tiernas. Reserva.
4. Haz el glaseado batiendo el vinagre balsámico, la miel y la ralladura de naranja en una cacerola pequeña a fuego medio-alto. Lleva a ebullición lenta. Luego cuece a fuego lento de 5 a 10 minutos, hasta que esté espeso y almibarado.
5. Coloca las remolachas en un bol y rocía con la vinagreta balsámica antes de servir.

Salsa de arándanos con orejones

Para una guarnición sencilla y agridulce, prueba esta salsa de arándanos y orejones. Sírvela con tu carne asada favorita o con Verduras combinadas al curry (página 149). Ricos en yodo, los arándanos también se encuentran entre las mejores fuentes de antioxidantes y compuestos antiinflamatorios naturales. Asimismo, los orejones son ricos en antioxidantes y sobre todo en vitaminas A y C, potasio y cobre.

8 A 10 PORCIONES

2 cucharadas de aceite de coco
1 taza de orejones picados
½ cebolla pequeña, a cubitos
½ taza de sirope de arce puro
1 diente de ajo, picado
¼ de taza de vinagre de manzana
¾ de cucharadita de canela molida

¼ de taza de agua
¼ de cucharadita de clavo molido
1 cucharada de zumo de limón fresco
400 g de arándanos frescos o congelados
1 pizca de sal yodada y pimienta

1. Calienta el aceite de coco en una cacerola mediana a fuego medio-alto. Añade la cebolla y el ajo. Cuece hasta que se ablanden, aproximadamente 3 minutos, removiendo con frecuencia. Incorpora la canela y los clavos y saltea 2 minutos más. Añade los arándanos, los orejones, el sirope de arce y el vinagre de manzana. Agrega el agua y cuece a fuego lento durante 5 minutos, o hasta que los arándanos empiecen a reventar.
2. Chafa suavemente algunos de los arándanos con la parte de atrás de una cuchara de madera, y continúa cociendo hasta que espese, aproximadamente 5 minutos más. Incorpora el zumo de limón y sazona con sal y pimienta al gusto. Sirve caliente.

Ensalada de pepino y cebollas rojas con cilantro y lima

Para una ensalada de refrescante sabor no busques más que esta receta. El cilantro es lo que le da a la ensalada su sabor fresco y también añade algunos nutrientes clave que incluyen antioxidantes, vitaminas A y K, y varios minerales esenciales. Para una comida completa, sirve la ensalada con Palitos de calabacín asados al jengibre (página 143) o Champiñones Portobello asados (página 147).

4 PORCIONES

¼ de taza de zumo de lima (2 limas grandes)
2 pepinos medianos, a rodajas finas
2 cucharadas de aceite de oliva virgen extra
1 cebolla roja pequeña, a aros
1 diente de ajo, picado
¼ de taza de cilantro fresco, picado
1 pizca de sal yodada y pimienta

1. En un bol grande, mezcla el zumo de lima, el aceite de oliva, el ajo y la sal y la pimienta al gusto. Añade el pepino en rodajas, la cebolla roja y el cilantro fresco. Mezcla.
2. Tapa la ensalada y métela en la nevera 30 minutos antes de servir.

Estas zanahorias son dulces y tiernas y combinan bien con las carnes asadas como los Lomitos de cerdo asado con ajo (página 128). Las zanahorias contienen una serie de poderosos antioxidantes, incluidos los carotenoides, como el betacaroteno y la luteína. El alto contenido de antioxidantes significa que las zanahorias pueden ayudarnos a mejorar la salud cardiovascular a la vez que ayudan a reducir el riesgo de ciertos tipos de cáncer.

6 A 8 PORCIONES

600 g de zanahorias frescas
2 cucharadas de eneldo fresco
   picado

1,5 cucharadas de aceite de coco
1 pizca de sal yodada y pimienta
2 cucharadas de miel cruda

1. Llena una cacerola mediana con 5 cm^3 de agua y coloca una cesta metálica de vapor en el interior. Pon el agua a hervir a fuego alto y luego añade las zanahorias a la cesta. Tapa la cacerola y cuece las zanahorias al vapor durante 15 o 20 minutos, hasta que estén tiernas. Reserva.
2. Derrite el aceite de coco en una sartén a fuego medio. Añade la miel y el eneldo. Cuece hasta que la miel se derrita, aproximadamente 2 minutos, removiendo con frecuencia. Incorpora las zanahorias al vapor a la sartén, salpimenta al gusto. Mezcla y sirve caliente.

Mezcla de verduras y frutas lactofermentadas

Además de aumentar la vida útil de las frutas y verduras, el proceso de fermentación, en realidad, mejora el contenido de nutrientes de los ingredientes al aumentar la cantidad de enzimas beneficiosas y la vitamina B. Sírvete estas verduras junto con tu bocata favorito o disfrútalas para picar.

Alrededor de 16 porciones

2 tazas de manzanas rojas dulces, a cubitos

2 tazas de zanahorias, peladas y a rodajas finas

3-4 remolachas medianas, peladas y a cubitos

3-4 chirivías medianas, peladas y a rodajas finas

2-3 cucharadas de jengibre fresco rallado

1 cucharada de sal de mar gruesa y más según sea necesario

Hasta 4 tazas de agua tibia según sea necesario

1. Mezcla las manzanas, las zanahorias, las remolachas, las chirivías y el jengibre en un bol grande. Espolvorea con 1 cucharada de sal marina y remueve los ingredientes.
2. Mételo en un frasco de vidrio, golpeándolo con una cuchara de madera para liberar el líquido de las verduras.
3. Si los zumos naturales no llenan el frasco por la parte superior, mezcla 2 cucharadas de sal marina con 4 tazas de agua tibia, y usa la cantidad necesaria para llenar el frasco.
4. Cierra la tapa herméticamente y deja el frasco en un lugar fresco de 3 a 5 días, hasta que fermente.
5. Prueba las verduras después de 3 días. Si no son lo suficientemente agrias para ti, deja fermentar más tiempo. Una vez que las verduras hayan alcanzado el nivel de acidez deseado, métalas en la nevera. Las verduras fermentadas se mantendrán en la nevera de 3 a 6 meses.

El proceso de lactofermentación le da a estos palitos de zanahoria un toque ácido y un aumento de nutrientes, ya que los alimentos fermentados contienen bacterias beneficiosas que actúan como probióticos naturales, ayudando a curar el intestino y restaurar una digestión saludable. Sirve como guarnición fría con Saquitos de verdura al coco balsámico (página 109) o, simplemente, disfrútalos como un picoteo saludable.

8 PORCIONES

2-3 cucharadas de sal de mar
4 dientes de ajo

2 tazas de agua
600 g de zanahorias baby

1. Para hacer la salmuera, mezcla la sal marina y el agua, en un bol grande.
2. Coloca los dientes de ajo en el fondo de un frasco de vidrio de 100 cl.
3. Mete las zanahorias verticalmente en el frasco para que alcancen alrededor de 3 o 4 cm por debajo de la boca.
4. Vierte suficiente salmuera para cubrir del todo las zanahorias, dejando aproximadamente 3 cm de espacio en la parte superior. Tapa el frasco herméticamente y colócalo en un lugar fresco para reposar de 7 a 10 días.
5. Prueba las zanahorias a los 7 días. Deja que fermenten más tiempo si es necesario, para alcanzar el nivel deseado de acidez.
6. Una vez que las zanahorias hayan terminado de fermentar, coloca el frasco en la nevera. Se mantendrán de 3 a 6 meses.

CALABAZA AL HORNO

Esta calabaza asada se endulza ligeramente con sirope de arce y se tuesta hasta que esté tierna; marida bien con platos de pollo como el Pollo asado con ajo (página 122). La calabaza es una excelente fuente de carbohidratos y fibra dietética, libre de gluten y granos. También es rica en vitamina C, zinc, magnesio y varios antioxidantes.

4 PORCIONES

2 calabazas medianas
1-2 cucharadas de sirope de arce
   puro

2 cucharadas de aceite de oliva
   virgen extra
1 pizca de sal yodada y pimienta

1. Precalienta el horno a 190 ºC y forra la bandeja del horno con papel de aluminio.
2. Corta la calabaza por la mitad desde el culito hasta la punta. Luego retira las semillas.
3. Mezcla el aceite de oliva y el sirope de arce, y cepilla la mezcla por los lados cortados. Sazona ligeramente con sal y pimienta al gusto. Coloca el lado cortado hacia abajo sobre la bandeja para hornear. Asa de 45 a 55 minutos, hasta que estén tiernas y caramelizadas alrededor de los bordes.
4. Sirve las mitades de calabaza o coloca su carne en un bol. Haz un puré antes de servir.

Espárragos asados con ajo

Este sabroso plato de verano marida con casi cualquier plato principal, aunque el crujiente de los espárragos casa particularmente bien con el pescado a la parrilla como los Filetes de salmón asado con pesto de alcachofa y albahaca (página 112). Los espárragos son ricos en fibra dietética, vitaminas A y C, y antioxidantes. También contienen folato, una vitamina conocida por ayudar a mejorar el rendimiento cognitivo.

6 PORCIONES

¼ de taza de aceite de oliva virgen extra

1 cucharada de ajo fresco picado

800 g de espárragos frescos, extremos recortados

1 pizca de sal yodada y pimienta

1. Calienta una parrilla a fuego alto y cepilla las rejillas con aceite de oliva. Si se prepara con fuego, engrasa una sartén con aceite de oliva y calienta a fuego alto.
2. Mezcla el aceite de oliva y el ajo en un plato poco profundo. Añade los espárragos cortados, cubriéndolos por todas partes. Luego salpimenta al gusto. Deja reposar a temperatura ambiente unos 15 minutos.
3. Coloca los espárragos en la parrilla perpendicular a las rejillas. Asa durante 4 u 8 minutos, girando cada 2 o 3 minutos, hasta que estén tiernos.

Pepinillos caseros al eneldo

¡Estos pepinillos hechos en casa son un probiótico natural y su textura crujiente y sabor picante rivalizarán incluso con los mejores pepinillos comprados en la tienda! Los pepinillos tienen un contenido en agua muy alto, lo que los convierte en un potente desintoxicante, y son ricos en fibra dietética, magnesio, potasio y vitaminas esenciales. Las hojas de parra de esta receta están disponibles en tiendas de alimentos especializados.

16 A 20 PORCIONES

5 cucharadas de sal de mar
8 tazas de agua
5 hojas de parra, cortadas
   por la mitad
8 dientes de ajo

2 ramitas de eneldo fresco,
   picadas a trozos grandes
1-2 cucharaditas de granos
   de pimienta negra
1,5 kg de pepinillos frescos

1. Para hacer la salmuera, mezcla la sal marina y el agua en un bol grande, hasta que se disuelva. Reserva.
2. Coloca la mitad de las hojas de parra, el ajo, el eneldo y los granos de pimienta en un frasco de vidrio de 100 cl.
3. Corta los extremos de los pepinillos para encurtir y mete la mitad de ellos en el frasco.
4. Añade las hojas de parra restantes, el ajo, el eneldo y los granos de pimienta. Luego mete el resto de los pepinillos.
5. Vierte la salmuera, dejando alrededor de 4 cm de espacio en la parte superior del pote. Tapa el frasco herméticamente y colócalo en un lugar fresco durante al menos 48 horas.
6. Prueba los pepinillos tras 48 horas. Si no están lo suficientemente ácidos, deja fermentar más tiempo. Una vez alcanzado el nivel deseado de acidez, métalos en la nevera. Los pepinillos se mantendrán de 3 a 6 meses.

Aderezo de judías con bacon

Estas judías verdes se mezclan con un aderezo tibio de bacon y con trocitos de bacon picados, lo que lo convierte en un acompañamiento permitido del que no podrás comer lo suficiente. Estas verduras crujientes son ricas en fibra dietética y proteínas. También contienen una cantidad significativa de vitaminas B y C, magnesio y calcio.

6 A 8 PORCIONES

400 g de judías verdes frescas,
   extremos recortados
6-8 lonchas de bacon sin curar
1 cebolla amarilla pequeña,
   a cubitos
2 dientes de ajo, picados

2,5 cucharadas de vinagre
   de sidra de manzana
2 cucharadas de aceite de oliva
   virgen extra
1 pizca de sal yodada y pimienta

1. Pon una olla grande con agua salada a fuego alto. Añade las judías y cuece de 4 a 5 minutos, hasta que estén tiernas. Escúrrelas e inmediatamente deja correr agua fría sobre ellas para detener la cocción. Reserva en un bol mediano.
2. Pon una sartén grande a fuego medio-alto y saltea el bacon hasta que esté crujiente, aproximadamente de 4 a 5 minutos. Coloca sobre papel absorbente para escurrir, y córtalo a trozos grandes.
3. Reserva 2 cucharadas de grasa del bacon, de la sartén, y conserva el resto para usar en otras recetas. Recalienta la grasa reservada a fuego medio. Añade la cebolla y el ajo, y saltea de 4 a 6 minutos hasta que las cebollas estén transparentes. Incorpora el vinagre de sidra de manzana y el aceite de oliva. Sazona con sal y pimienta al gusto. Mezcla las judías verdes y el bacon cocido, y cuece hasta que estén bien calientes. Sirve.

Estofado de tubérculos

Cargado con fibra dietética y nutrientes esenciales, éste es un acompañamiento abundante y lleno de energía. Puedes sustituir cualquier verdura de la lista de alimentos aprobados (*véase* página 60) si lo prefieres.

8 PORCIONES

2 cebollas amarillas medianas, picadas

800 g de nabos, pelados y picados

2 chirivías grandes, peladas y picadas

200 g de zanahorias, picadas

1 apio mediano, picado

2 puerros medianos, picados (sólo partes blancas y verde claro)

2 cucharadas de aceite de oliva virgen extra

2 cucharaditas de romero fresco, picado

1 cucharadita de tomillo fresco, picado

1,5 tazas de caldo de verduras

1 pizca de sal yodada y pimienta

1. Precalienta el horno a 250 °C y forra la bandeja del horno con papel de aluminio.
2. Mezcla las cebollas, los nabos, las chirivías, las zanahorias, el apio y los puerros en un bol grande. Incorpora el aceite de oliva, el romero y el tomillo. Sazona con sal y pimienta al gusto. Extiende las verduras en la bandeja para hornear y asa de 25 a 30 minutos, dándoles la vuelta cada 10 minutos, hasta que estén tiernas y doradas.
3. Pon el caldo de verduras en una cacerola grande a fuego medio-alto. Añade las verduras asadas y cuece a fuego lento de 5 a 10 minutos. Ajusta el condimento al gusto. Sirve caliente.

Si estás buscando un sabroso plato de acompañamiento rápido y fácil de preparar, considera estas espinacas salteadas con ajo. Mezcladas con aceite de coco y láminas de ajo fresco, estas espinacas salteadas resultan tiernas y sabrosas, y combinan perfectamente con carnes asadas como los Muslos de pollo a la lima (página 126).

6 PORCIONES

2 cucharadas de aceite de coco

3 dientes de ajo, a láminas finas

1 kg de espinacas frescas, picadas
    a trozos grandes

1 pizca de sal yodada y pimienta

1. Calienta el aceite de coco en una sartén grande a fuego medio.
2. Añade el ajo y saltea de 2 a 3 minutos, hasta que comience a dorarse. Retira con una espumadera y coloca el ajo sobre papel absorbente.
3. Incorpora las espinacas a la sartén caliente. Luego tapa y cuece de 3 a 5 minutos, hasta que se hayan marchitado. Sazona con sal y pimienta al gusto. Emplata en un bol. Dispón el ajo dorado por encima y sirve.

Si te falta pasta en la dieta de Hashimoto, esta calabaza con ajo y limón es un acompañamiento que, definitivamente, querrás probar. Llena de sabor a ajo fresco y desmenuzada en hilos que se asemejan a la pasta de cabello de ángel, este plato de calabaza es una alternativa perfecta a los fideos de pasta.

6 A 8 PORCIONES

1 calabaza grande (de 3 a 3,5 kg)
Aceite de oliva virgen extra, según
    sea necesario
¼ de taza de aceite de coco
1 cebolla amarilla pequeña, cortada
    a cubitos

1 cucharada de ajo fresco, picado
¼ de taza de zumo de limón
1 cucharada de ralladura de limón
1 pizca de sal yodada y pimienta

1. Precalienta el horno a 200 ºC, y forra la bandeja del horno con papel de aluminio.
2. Corta la calabaza por la mitad a lo largo. Retira las semillas. Cepilla los lados cortados con aceite de oliva y sazona con sal y pimienta al gusto. Coloca las mitades con el lado cortado hacia abajo sobre la bandeja para hornear. Asa durante unos 20 minutos, hasta que la calabaza se pueda perforar fácilmente con la hoja de un cuchillo.
3. Retira del horno y deja reposar hasta que se enfríe lo suficiente como para manipularla. Chafa la carne de la calabaza con un tenedor. Reserva en un bol.
4. Derrite el aceite de coco en una sartén grande a fuego medio-alto. Añade la cebolla y el ajo. Saltea de 5 a 6 minutos, hasta que estén tiernos. Incorpora la calabaza asada, el zumo de limón y la ralladura de limón. Cuece hasta que esté bien caliente. Rectifica de sal y pimienta al gusto. Sirve caliente.

La jícama es una verdura crujiente y dulce, con un sabor y textura únicos, que muchas personas pasan por alto. También es rica en fibra dietética y en varios minerales esenciales, como el hierro, el magnesio y el cobre.

6 A 8 PORCIONES

1 jícama grande, pelada y cortada a cubitos

1 mango grande maduro, cortado a cubitos

2 kiwis maduros, pelados y cortados

½ cebolla roja pequeña, cortada a cubitos

¼ de taza de zumo de lima fresca (de 2 limas)

¼ de taza de miel cruda

1 cucharada de aceite de oliva virgen extra

½ taza de cilantro fresco, picado

1 pizca de sal yodada y pimienta

1. Mezcla la jícama, el mango, el kiwi y la cebolla roja en un bol mediano.
2. Haz la vinagreta batiendo el zumo de lima, la miel y el aceite de oliva en un bol pequeño. Incorpora la jícama a la vinagreta y el cilantro. Sazona con sal y pimienta al gusto.
3. Tapa el recipiente con una envoltura de plástico y mete en la nevera por lo menos 15 minutos antes de servir.

Esta salsa es un acompañamiento fresco y afrutado que marida especialmente bien con pescado y pollo al horno. Lleno de sabor a frutas tropicales y cilantro fresco, el plato resulta sabroso y fácil de preparar. Puedes hacerlo hasta con 24 horas de anticipación para que los sabores tengan mucho tiempo para mezclarse.

8 A 10 PORCIONES

1,5 tazas de mango, picado
1 taza de piña natural, picada
1 melocotón maduro, picado
½ taza de jícama a cubitos
¼-½ taza de cilantro, picado

2 cebolletas verdes, sólo partes
   blancas y verde claro, a aros
2 cucharadas de zumo de limón
1 cucharadita de miel cruda
   (opcional)

1. Mezcla el mango, la piña, el melocotón y la jícama en un bol grande. Añade el cilantro, las cebollas verdes, el zumo de limón y la miel, y remueve bien. Tapa el recipiente con una envoltura de plástico y deja enfriar en la nevera durante al menos 1 hora para que los sabores se mezclen.
2. Sirve frío o a temperatura ambiente.

Capítulo 11

Picoteo

Ensalada de fruta tropical con coco y limón

Esta ensalada de frutas tropicales casa perfectamente con el limón fresco y el coco tostado. Puedes personalizar la receta con tus frutas favoritas o de temporada. Si te gusta la crema de coco un poco más dulce, añade una cucharadita o dos de miel cruda.

6 A 8 PORCIONES
(EL TAMAÑO DE LA PORCIÓN ES ½ TAZA DE ENSALADA
DE FRUTAS MÁS 2 CUCHARADAS DE CREMA DE COCO)

PARA LA ENSALADA DE FRUTAS

2 cucharadas de miel cruda
2 cucharadas de zumo de limón
1 cucharada de ralladura de lima
2 cucharadas de hojas de menta, picadas
1 mango maduro, picado

½ piña natural, sin corazón y picada
2 kiwis maduros, pelados y cortados
1 plátano grande maduro, a rodajas
1 taza de coco rallado sin azúcar

PARA LA CREMA DE COCO

2 latas de leche de coco refrigeradas durante la noche

2-3 cucharadas de zumo de limón fresco

1. Precalienta el horno a 175 °C.
2. Para hacer el aderezo de ensalada de frutas, mezcla la miel, el zumo de limón, la ralladura de limón y la menta en un bol grande. Añade el mango, la piña, el kiwi y el plátano. Mezcla bien. Reserva para permitir que las frutas absorban el aderezo.
3. Extiende el coco rallado en una bandeja para hornear y tuéstalo en el horno durante 5 minutos, hasta que se dore. Retira del horno y deja enfriar.
4. Para elaborar la crema de coco, abre las latas de leche de coco y vierte los sólidos en un bol grande. Tira el líquido o guárdalo para otra receta. Añade el zumo de limón y bátelo hasta que esté espeso y cremoso, aproximadamente 2 minutos.
5. Para servir, riega la ensalada de frutas con una cucharada de crema de coco. Decora con copos de coco tostados.

Este batido de proteínas, apto para vegetarianos, es espeso y cremoso y está lleno de sabor a plátano con un toque de canela. Endulza este batido con un poco de sirope de arce puro.

2 PORCIONES

2 plátanos pequeños, a rodajas
1 taza de leche de coco enlatada
1,5 tazas de agua de coco
½ taza de cubitos de hielo
1 cucharada de proteína en polvo
    sabor vainilla

½ cucharadita de canela molida,
    más extra para espolvorear
    en la parte superior
2 rodajas de plátano fresco,
    para adornar

1. Mezcla los plátanos, la leche de coco y el agua de coco en una batidora. Pulsa varias veces. Añade los cubitos de hielo, la proteína en polvo y la canela. Mezcla a alta velocidad de 30 a 60 segundos, hasta que quede suave.
2. Vierte en dos vasos grandes. Espolvorea con un poco de canela extra y decora con una rodaja de plátano fresco.

Batido proteico de melón y pepino

Tanto el pepino fresco como el melón son potentes desintoxicantes que pueden ayudar a limpiar tu sistema digestivo y prepararlo para los beneficios curativos de la dieta de Hashimoto.

2 PORCIONES

½ taza de pepino sin semillas picado, más extra para decorar
½ taza de melón muy dulce, más extra para decorar
½ plátano pequeño, a rodajas
1 taza de agua de coco
1 taza de cubitos de hielo
1 cucharada de proteína en polvo, de vainilla
¼ de taza de hojas de menta fresca, picada

1. Pon el pepino, el melón, el plátano y el agua de coco en una batidora. Pulsa varias veces. Añade los cubitos de hielo, la proteína en polvo y la menta. Mezcla a alta velocidad durante 30 a 60 segundos, hasta que quede suave y bien combinado.
2. Vierte en dos vasos grandes. Corta dos rodajas de pepino y dos gajos de melón y colócalos en el borde de cada vaso, para decorar.

Hecho con frutas tropicales y leche de coco, este batido está lleno de sabor y nutrientes. El kiwi es una fuente natural de potasio, manganeso y fibra dietética, mientras que el mango es rico en antioxidantes y vitamina C, que refuerza el sistema inmunitario. El plátano, además de contribuir a la textura suave de este batido de proteínas, añade potasio, así como cobre y biotina.

2 PORCIONES

1 kiwi maduro, pelado y a rodajas
1 taza de mango, picado
½ plátano, a rodajas
1 taza de leche de coco enlatada
½ taza de cubitos de hielo
2-3 cucharadas de zumo de limón
1 cucharada de proteína en polvo, sabor vainilla
¼ de cucharadita de extracto de coco
2 gajos de lima para adornar

1. Pon el kiwi, el mango, el plátano y la leche de coco en una batidora. Pulsa varias veces para picar. Añade los cubitos de hielo, el zumo de limón, la proteína en polvo y el extracto de coco. Mezcla a alta velocidad durante 30 a 60 segundos, hasta que quede suave y homogéneo.
2. Vierte en dos vasos grandes y decora con una rodaja de limón.

El jengibre es un súper alimento poderoso (un alimento con un contenido particularmente alto en varios nutrientes), con un toque de sabor picante y muchos beneficios para la salud. Además de ser un antiinflamatorio natural, el jengibre puede ayudar a estabilizar los niveles de azúcar y colesterol en la sangre.

2 PORCIONES

1 plátano pequeño, a rodajas
½ taza de pera a rodajas, más extra
    para decorar
1 taza de zumo de manzana
    sin azúcar
1 taza de cubitos de hielo
1 cucharada de proteína en polvo
    sabor vainilla

½ cucharadita de jengibre fresco,
    rallado
¼ de cucharadita de canela molida,
    más extra para rociar en la
    parte superior

1. Pon el plátano, la pera y el zumo de manzana en una batidora. Pulsa varias veces para picar. Añade el hielo, la proteína en polvo, el jengibre y la canela. Mezcla a alta velocidad durante 30 a 60 segundos, hasta que adquiera una consistencia suave.
2. Vierte en dos vasos grandes. Espolvorea con canela molida. Adorna el borde de cada vaso con un trozo de pera.

Smoothie proteico de aguacate con melón

Dulce, espeso y cremoso, este batido es rico en grasas monoinsaturadas de aguacate, así como en potasio, vitamina C y vitaminas B del melón. Disfruta de este batido consiguiendo los mejores beneficios para tu salud.

2 PORCIONES

1 taza de melón, picado
½ aguacate pequeño
1 taza de zumo de manzana
    sin azúcar o agua
½ taza de Yogur casero de coco
    (página 72)

½ taza de cubitos de hielo
1 cucharada de agave o miel cruda
1 cucharadita de zumo de limón

1. Pon todos los ingredientes en una batidora. Mezcla hasta obtener una consistencia suave y agradable.
2. Vierte en dos vasos grandes.

Aunque este batido está hecho con hojas de remolacha y espirulina, lo que reconocerás es la dulzura de los arándanos y el plátano. Esta receta incluye una variedad de súper alimentos, es decir, alimentos particularmente ricos en nutrientes esenciales. Además de los arándanos, ricos en antioxidantes, el batido contiene hojas de remolacha llenas de proteínas y coco rallado, así como polvo de espirulina, rica en yodo.

2 PORCIONES

1 taza de arándanos
½ taza de leche de coco enlatada
1 plátano pequeño a rodajas
½ taza de cubitos de hielo
1 taza de hojas de remolacha
    frescas, picadas

¼ de taza de coco picado sin azúcar
1 taza de zumo de manzana
    sin azúcar o agua de coco
1 cucharadita de espirulina
    en polvo

1. Pon los arándanos, el plátano, las hojas de remolacha y el zumo de manzana en una batidora, y mezcla a alta velocidad hasta que adquiera una textura suave. Añade los ingredientes restantes, y pulsa varias veces para batir. Luego pulsa de 30 a 60 segundos a alta velocidad, hasta que quede suave y bien mezclado.
2. Vierte en dos vasos.

Smoothie proteico de té verde

El matcha es un polvo finamente molido hecho de un tipo especial de té verde disponible en las tiendas de alimentos especializados y en las de té. Contiene un nivel elevado de antioxidantes y de teína, que ayuda a mejorar la concentración. La teína en polvo de matcha te dará un impulso de energía sin los inconvenientes que podrías obtener con otras bebidas con cafeína como el café.

2 PORCIONES

1 plátano pequeño, a rodajas
½ aguacate maduro, picado
1 taza de leche de coco enlatada
½ taza de cubitos de hielo
1 cucharada de proteína en polvo,
    sabor vainilla

1 cucharadita de té verde matcha
    en polvo
2 rodajas de plátano, para adornar

1. Pon la leche de coco, el plátano y el aguacate en una batidora. Pulsa varias veces para picar. Añade los cubitos de hielo, la proteína en polvo y el té matcha. Mezcla a alta velocidad durante 30 a 60 segundos, hasta que adquiera una consistencia suave.
2. Vierte en dos vasos grandes. Adorna el borde de cada vaso con una rodaja de plátano.

El uso de uvas verdes congeladas en lugar de cubitos de hielo le da a este batido de uva un toque de dulzor natural. Este nutritivo batido vegano también está lleno de antioxidantes, vitamina C y manganeso, así como de fibra dietética. Es la manera perfecta de comenzar el día.

2 PORCIONES

1 taza de uvas verdes congeladas
½ taza de arándanos
1 plátano pequeño, a rodajas
1 taza de zumo de arándanos
    o de uva, sin azúcar

½ taza de Yogur casero de coco
    (página 72)
1 cucharadita de agave
½ cucharadita de canela molida
    o jengibre molido

1. Pon todos los ingredientes en una batidora y pulsa varias veces para picar. Mezcla a alta velocidad durante 30 a 60 segundos, hasta que adquiera una textura suave.
2. Vierte en dos vasos.

Si necesitas un tentempié rico en nutrientes que te ayude a cumplir con las recomendaciones diarias de fibra, piensa en este batido de kiwi con fresa. Si usas fresas frescas, añade media taza adicional de hielo.

2 PORCIONES

1 taza de fresas, a rodajas
½ taza de cubitos de hielo
2 kiwis maduros, pelados
   y cortados

1 cucharada de aceite de coco
1 puñado de espinacas frescas
1 cucharadita de miel cruda
1 taza de leche de coco enlatada

1. Pon las fresas, el kiwi, las espinacas y la leche de coco en una batidora. Pulsa varias veces para picar. Añade los cubitos de hielo, el aceite de coco y la miel. Mezcla a alta velocidad durante 30 a 60 segundos, hasta que adquiera una textura suave.
2. Vierte en dos vasos grandes.

ALERTA DE GOITRÓGENOS: MÁX. 6 A 8 PORCIONES/SEMANA

Espeso y cremoso, este batido ofrece una poderosa combinación de grasas saludables. También contiene espirulina en polvo, rica en hierro, magnesio y varias vitaminas del grupo B.

2 PORCIONES

½ aguacate maduro, picado
1 plátano pequeño, a rodajas
1 taza de leche de coco enlatada
½ taza de cubitos de hielo
1 cucharada de proteína en polvo
    sabor vainilla

¼ de taza de coco rallado sin
    azúcar, y más para
    espolvorear
½ cucharadita de espirulina
    en polvo

1. Pon la leche de aguacate, el plátano y el coco en una batidora. Pulsa varias veces para picar. Añade los cubitos de hielo, la proteína en polvo, el coco rallado y la espirulina en polvo. Mezcla a alta velocidad durante 30 a 60 segundos, hasta que adquiera una textura suave.
2. Vierte en dos vasos grandes y espolvorea con coco rallado sin azúcar.

Enriquecidas con orégano y mezcladas con aceite de oliva, estas chips de calabaza son tan saciantes como las patatas fritas tradicionales, ¡pero son mucho más saludables! La calabaza es un carbohidrato libre de gluten y granos, rico en fibra dietética, betacaroteno, ácido fólico y compuestos antioxidantes. Cortada a trozos y al horno, nos ofrece chips crujientes por fuera y tiernos por dentro.

4 PORCIONES

1 calabaza
1 cucharadita de sal yodada
3-4 cucharadas de aceite de oliva
    virgen extra

½ cucharadita de pimienta negra
    recién molida
2 cucharaditas de orégano seco

1. Precalienta el horno a 220 ºC, y forra la bandeja del horno con papel de hornear.
2. Corta la calabaza por la mitad. Retira la carne y tira las semillas. Usa un cuchillo afilado para cortar la cáscara. Corta la carne a trozos de no más de 1 cm de espesor. Coloca los trozos de calabaza en un bol grande y mezcla con el aceite de oliva, el orégano, la sal y la pimienta.
3. Extiende la calabaza en una sola capa sobre la bandeja. Hornea de 22 a 25 minutos, hasta que esté crujiente y dorada. Deja enfriar un poco antes de servir.

La nori es un tipo de alga que se usa tradicionalmente para el sushi, pero también se puede usar para hacer patatas crujientes y saladas al horno que se pueden servir con salsa casera o con Humus de aguacate y calabacín (página 187). Además de ser una excelente fuente de yodo, la nori contiene un nivel elevado de vitamina B12, fibra dietética y proteínas vegetarianas.

4 A 6 PORCIONES

12 hojas de nori

2 dientes de ajo, picados

Agua, según sea necesario

1 pizca de sal yodada

1 cucharada de aceite de oliva
  virgen extra

1. Precalienta el horno a 135 °C y usa dos bandejas forradas con papel de hornear.
2. Coloca seis hojas de nori sobre una superficie plana. Cepilla ligeramente con agua, luego pon una segunda hoja encima. Presiona las hojas suavemente con la mano. Usa un cuchillo afilado para cortarlas en tiras de 1 cm. Luego corta cada tira por la mitad.
3. Coloca las tiras de nori en las bandejas de manera que los bordes no se toquen. Disponlas en una sola capa y con el lado brillante hacia arriba.
4. Mezcla el aceite de oliva y el ajo en un bol pequeño. Cepilla las tiras. Espolvorea ligeramente con sal, a tu gusto, teniendo en cuenta que la nori ya es salada.
5. Hornea de 15 a 20 minutos, hasta que estén crujientes y de color verde oscuro. Retira del horno y deja enfriar sobre las bandejas. Guarda los chips en un recipiente hermético hasta 7 días.

Estos chips de calabacín horneados son rodajas finas, perfectamente crujientes y del todo irresistibles. El calabacín es una buena fuente de magnesio y potasio, y el ajo, que añade mucho sabor, es un antioxidante, antiinflamatorio y estimulante inmunológico. ¡Sirve estos chips solos o combínalos con un Humus de aguacate y calabacín (página 187) para mojarlos!

3 A 4 PORCIONES

2 calabacines medianos
Ajo en polvo
1-2 cucharadas de aceite de oliva
    virgen extra

1 pizca de sal yodada y pimienta

1. Precalienta el horno a 100 ºC y forra la bandeja del horno con papel de hornear.
2. Corta el calabacín lo más fino posible, usando una mandolina si puede ser. Coloca las rodajas de calabacín en papel absorbente y espolvorea ligeramente con sal. Deja reposar 10 minutos y luego seca en papel de cocina.
3. Organiza las rodajas en una sola capa sobre la bandeja. Riega ligeramente con aceite de oliva. Sazona al gusto con ajo en polvo, sal y pimienta. Hornea durante aproximadamente 2 horas, hasta que estén crujientes y secos. Dejar enfriar sobre la bandeja antes de servir. Guarda los chips en un recipiente hermético hasta 7 días.

Rodajitas de boniato azucarado

Éste es un tentempié dulce y ligero, rico en manganeso, potasio y vitaminas B.

10 A 12 PORCIONES

400 g de boniatos, pelados
y a rodajas
¼ de taza de aceite de coco

¾ de taza de miel cruda o sirope
de arce puro

1. Coloca los boniatos en una cacerola grande y cubre con agua. Deja que arranque a hervir a fuego medio-alto. Cuece a fuego lento hasta que estén medio cocidos.
2. Tira el agua de la cacerola y deja correr agua fría sobre los boniatos hasta que se enfríen. Escurre, corta en rodajas de 1 cm. Reserva.
3. Derrite el aceite de coco en una sartén grande a fuego medio-alto. Añade la miel o el sirope de arce. Reduce el fuego y cuece a fuego lento la mezcla hasta que se espese. Incorpora las rodajas de boniato en una sola capa y dora a fuego lento hasta que los bordes se oscurezcan. Da la vuelta a las rodajas y dora hasta que estén cocidos del todo. Coloca una rejilla sobre una bandeja para hornear y deja que se escurra el exceso de grasa.
4. Deja enfriar y usa estos chips para picar ocasionalmente. Guarda los chips en un recipiente hermético hasta 7 días.

Humus de aguacate y calabacín

Tradicionalmente, el humus se hace con garbanzos y tahin de sésamo, de los cuales ninguno se incluye en la dieta de Hashimoto. Esta receta no sólo es completamente vegana, paleo y sin gluten, sino que también tiene un sabor similar al humus común. ¡Sírvelo con Chips de calabacín con ajo (página 185) para mojar!

8 A 10 PORCIONES

250 o 300 g de calabacín fresco, pelado y picado

1 aguacate mediano, picado

3 dientes de ajo, picados

¼ de taza de aceite de coco o 2 cucharadas de aceite de oliva virgen extra

2 cucharadas de zumo de limón

1 pizca de sal yodada

1 pizca de pimienta blanca

1. Pon el calabacín, el aguacate y el ajo en una batidora. Pulsa varias veces hasta que esté finamente picado. Añade el aceite, el zumo de limón, la sal y la pimienta al gusto. Bate hasta que la mezcla adquiera una consistencia suave y cremosa. Añade un poco de agua, si es necesario, para aligerar la mezcla.
2. Dispón el humus en un bol y sirve con verduras frescas a palitos o con chips de calabacín al horno.

El jamón es algo delicado y su textura suave combina muy bien con el espárrago blanco. El espárrago es rico en fibra dietética, ácido fólico y otras vitaminas, así como cromo, un oligoelemento que ayuda a regular el metabolismo. Además de ser rico en proteínas, el jamón también contiene trazas de hierro, zinc y vitamina B12.

8 A 10 PORCIONES

800 g de espárragos blancos
150 o 200 g de lonchas de jamón
   serrano

1 cucharada de aceite de coco
   derretido
1 pizca de sal yodada y pimienta

1. Precalienta el horno a temperatura máxima, y coloca una parrilla aproximadamente a 15 cm debajo del grill. Forra la bandeja con papel de hornear.
2. Corta los extremos de los espárragos y coloca los espárragos en una sola capa sobre la bandeja para hornear. Rocía con aceite de coco sobre los espárragos y condimenta con sal y pimienta al gusto. Mezcla suavemente con la mano hasta que queden cubiertos uniformemente. Luego disponlos en un plato grande.
3. Envuelve las lonchas de jamón alrededor de las espárragos, comenzando justo debajo de la punta. Coloca los espárragos envueltos de jamón en la bandeja del horno cuando acabes, dejando un poco de espacio entre ellos.
4. Asa unos 3 minutos. Da la vuelta a los espárragos y asa otros 2 a 3 minutos, hasta que estén crujientes y dorados. Retira del horno y deja que se enfríen un poco antes de servir.

BUÑUELOS DE CALABAZA CON SALSA DE ENELDO

Estos buñuelos de calabaza son crujientes por fuera y tiernos por dentro. Sírvelos con una cucharada de salsa de eneldo y tendrás el tentempié ideal. Si quieres, puedes sustituir la calabaza por zanahoria rallada para obtener un color que contraste con el color de la salsa.

4 PORCIONES

PARA LOS BUÑUELOS

2 tazas de calabaza rallada
¼ de taza de harina de coco
    tamizada

2 cucharaditas de levadura
½ cucharadita de sal yodada
2-3 cucharadas de aceite de coco

PARA LA SALSA DE ENELDO

1 taza de Yogur casero de coco
    (página 72)
2 cebolletas tiernas medianas,
    sólo partes blancas y verde
    claro, a rodajas finas

1 cucharada de zumo de limón
    fresco
1-2 cucharaditas de eneldo fresco,
    picado

1. Extiende la calabaza triturada sobre un paño de cocina limpio, enróllalo y escurre la mayor cantidad de humedad que puedas. Coloca la calabaza en un bol mediano. Añade la harina de coco, la levadura y la sal. Remueve hasta que esté completamente mezclado. Deja reposar durante 5 minutos a temperatura ambiente.
2. Calienta una sartén grande a fuego medio y añade el aceite de coco. Una vez que el aceite se haya derretido, incorpora porciones de calabaza a la sartén, de ¼ de taza. Usa un tenedor para esparcir la mezcla hasta alrededor de 0,5 cm de espesor y fríe de 2 a 3 minutos, hasta que la parte inferior esté dorada. Con cuidado, da la vuelta a los buñuelos y fríelos durante 1 o 2 minutos más, hasta que se doren. Coloca sobre papel absorbente y repite el procedimiento con la mezcla restante.
3. Mientras se enfrían los buñuelos, prepara la salsa combinando el yogur de coco, las cebolletas verdes, el zumo de limón y el eneldo fresco en un bol pequeño. Remueve hasta que adquiera una textura suave. Sirve con las frituras calientes.

Disfruta del dulzor de la manzana y la suavidad de esta fruta sin los ingredientes artificiales preparando la compota en casa. Una vez que aprendas a hacer esta receta, puedes probarla con otras frutas como las peras y los melocotones.

4 PORCIONES

4 tazas de manzanas dulces, peladas y picadas

½ taza de agua

2 cucharadas de miel cruda o sirope de arce puro

1 cucharada de zumo de limón fresco

1-2 cucharaditas de canela molida

1. Coloca las manzanas picadas en una cacerola mediana y añade el agua. Lleva a ebullición a fuego medio. Tapa la cacerola y cuece de 10 a 12 minutos a fuego lento, hasta que la manzana esté blanda. Incorpora la miel o el sirope de arce, el zumo de limón y la canela. Usa un pasapurés para chafar la manzana cocida y mezclar todos los ingredientes.
2. Pon en una batidora y mezcla hasta que adquiera una textura suave.
3. Calienta el horno a 75 ºC y forra la bandeja con papel de hornear. Extiende la mezcla de puré lo más uniformemente posible en la bandeja. Hornea de 2 a 3 horas, hasta que la mezcla esté aglutinada pero no pegajosa.
4. Corta en cuatro rebanadas y enrolla en tiras de papel de horno o film de plástico para evitar que se peguen entre ellas.

CAPÍTULO 12

POSTRES

HELADO DE VAINILLA CON LECHE DE COCO

Nada es tan suave y agradable como un bol de helado dulce y aterciopelado. Este helado está hecho con leche de coco enlatada, lo que lo convierte en una alternativa al helado tradicional porque es paleo y libre de lácteos. Añádele tus mezclas favoritas, como fruta fresca, pasas o copos de coco.

8 PORCIONES

2 latas de leche de coco enfriadas durante la noche

½ taza de miel cruda

1 bastón de vainilla

1. Abre las latas de leche de coco y coloca el contenido en un bol grande. Bate hasta que quede suave. Incorpora la miel poco a poco. Prueba después de cada adición y sigue añadiendo miel hasta que la mezcla alcance el nivel deseado de dulzor.
2. Usa un cuchillo pequeño y afilado para cortar el bastón de vainilla por la mitad. Raspa las semillas y échalas a la mezcla del bol.
3. Coloca el helado en un recipiente hermético para congelar. Déjalo en el congelador hasta que esté sólido.
4. Para servir, descongela durante unos 10 minutos, hasta que esté lo suficientemente suave para meter la cuchara.

La dulzura natural de los melocotones frescos contrasta con la acidez del zumo de limón en este sorbete casero. Ricos en gran variedad de nutrientes, los melocotones tienen propiedades antioxidantes significativas, así como beneficios anticancerígenos, son estimulantes del sistema inmunológico y reductores del colesterol.

8 PORCIONES

6-8 melocotones maduros, pelados y en rodajas
1 cucharadita de ralladura de lima
1 lata de leche de coco

1 cucharadita de extracto de vainilla
2 cucharadas de zumo de lima

1. Pon los melocotones en una batidora y mezcla hasta hacerlos puré. Añade la leche de coco, el zumo de lima, la ralladura de lima y el extracto de vainilla. Mezcla bien.
2. Coloca en un recipiente hermético para congelar. Remueve aproximadamente cada hora hasta que el sorbete se congele.
3. Rompe el sorbete congelado con una cuchara. Pícalo en un picadora hasta que quede suave y sirve inmediatamente.

ALERTA DE GOITRÓGENOS: MÁX. 6 A 8 PORCIONES/SEMANA

¡Qué mejor manera de refrescarse en un caluroso día de verano que con unas cucharadas de este sorbete! Además de darle a esta receta un sabor muy sabroso, el zumo de jengibre y granada está lleno de nutrientes saludables. El zumo de granada es rico en antioxidantes, mientras que el jengibre es conocido por sus propiedades antiinflamatorias naturales.

8 PORCIONES

3 tazas de granada sin azúcar
½ taza de zumo de agave, dividido

1 cucharada de jengibre fresco rallado

1. Mezcla 1 taza de zumo de granada con el agave y el jengibre en una cacerola pequeña. Calienta la mezcla a fuego medio-alto hasta que hierva. Luego remueve hasta que el agave se disuelva completamente. Retira del fuego y deja enfriar a temperatura ambiente.
2. Cuela la mezcla a través de un tamiz en un bol grande. Mezcla las 2 tazas restantes de zumo de granada. Tapa el recipiente para dejarlo enfriar en la nevera al menos 2 horas.
3. Coloca el sorbete en un recipiente hermético en el congelador y remueve con una cuchara aproximadamente cada hora, hasta que el sorbete se congele.
4. Rompe el sorbete congelado con una cuchara y transfórmalo en puré en un picadora hasta que quede suave. Sirve inmediatamente.

La canela molida es una de las especias más saludables de la tierra. Es una excelente fuente de antioxidantes y tiene propiedades antiinflamatorias naturales. En este postre frío, tiene un efecto de calentamiento.

6 PORCIONES

2 tazas de Yogur casero de coco (página 72)
1 cucharadita de extracto de vainilla

1 taza de coco rallado sin azúcar
1 lata de leche de coco
4-6 cucharadas de agave
½ a 1 cucharadita de canela molida

1. Mezcla el yogur de coco y la leche de coco en un bol grande. Añade el agave y el extracto de vainilla y bate hasta que quede suave. Incorpora el coco rallado y la canela molida hasta que estén bien mezclados.
2. Colócalos en un recipiente hermético para congelar, y mete en el congelador hasta que esté sólido.
3. Para servir, descongela durante 10 minutos, hasta que esté lo suficientemente suave para meter la cuchara.

Cupcakes de coco al limón

Estas magdalenas caseras combinan la acidez del limón con el rico sabor y la dulzura natural del coco rallado. Cubiertos con glaseado de leche de coco azucarada, ¡estos cupcakes son una opción de postre saludable que harás una y otra vez!

12 PORCIONES

PARA LOS CUPCAKES

¼ de taza de copos de agar-agar

¼ de taza de agua tibia

½ taza de harina de coco tamizada

1 cucharada de ralladura de limón

½ cucharadita de levadura

¼ de cucharadita de sal yodada

¼ de taza más 2 cucharadas de sirope de arce puro

¼ de taza más 2 cucharadas de aceite de coco derretido

¼ de taza de zumo de limón

½ taza de coco rallado sin azúcar

PARA LA CREMA DE COCO

1 lata de leche de coco enfriada toda la noche

2 cucharadas de sirope de arce puro

1. Precalienta el horno a 175 ºC y forra una bandeja para magdalenas con cucuruchos de papel.
2. Mezcla los copos de agar-agar y el agua tibia en un bol grande y reserva.
3. Añade la harina de coco, la ralladura de limón, la levadura y la sal en un bol mediano. En un bol aparte, mezcla el agar-agar, el sirope de arce, el aceite de coco, la leche de coco y el zumo de limón. Bate los ingredientes secos con el resto, hasta que se forme una masa suave. Luego dobla el coco rallado.
4. Coloca la masa en el molde para magdalenas, llenando cada cucurucho aproximadamente tres cuartos de su capacidad.
5. Hornea de 18 a 22 minutos, hasta que un cuchillo insertado en el centro salga limpio.
6. Retira del horno y deja enfriar 5 minutos. Coloca los cupcakes en una rejilla para que se enfríen del todo.

7. Para hacer el glaseado, abre la lata de leche de coco por la parte inferior y mete los sólidos de la leche de coco en un bol mediano. Tira el líquido o guárdalo para otra receta. Bate la leche de coco con una batidora manual a alta velocidad de 3 a 5 minutos, hasta que esté espesa y cremosa. Dobla el sirope de arce.
8. Extiende el glaseado sobre los pastelitos fríos, y disfruta.

Estas magdalenas combinan fresas dulces con limones ácidos, pero si te atreves, prueba también otras combinaciones de frutas. Puedes cambiar las fresas por cualquier tipo de fruta que elijas en favor de una nueva combinación de sabores como frambuesas, moras o arándanos.

12 PORCIONES

¼ de taza de copos de agar-agar

¼ de taza de agua tibia

½ taza de harina de coco tamizada

1 cucharadita de ralladura de limón

½ cucharadita de levadura

¼ de cucharadita de sal yodada

½ taza de agave

1 cucharada de zumo de limón

1 cucharadita de extracto de vainilla

½ taza de fresas frescas a cubitos

1 glaseado de Cupcakes de coco al limón (página 195)

1. Precalienta el horno a 175 °C y forra una bandeja para magdalenas con cucuruchos de papel.
2. Añade los copos de agar-agar y el agua tibia en un bol grande, luego reserva. Mezcla la harina de coco, la ralladura de limón, la levadura y la sal en un bol mediano. Bate el agave, el zumo de limón y el extracto de vainilla junto con la mezcla de agar-agar. Incorpora el resto de ingredientes hasta que se forme una masa suave. Luego dobla las fresas.
3. Coloca la masa en el molde para magdalenas, llenando cada cucurucho aproximadamente a tres cuartos de su capacidad.
4. Hornea de 18 a 22 minutos, hasta que la hoja de un cuchillo insertado en el centro salga limpia.
5. Retira del horno y deja enfriar en el horno unos 5 minutos. Coloca las magdalenas en una rejilla para que se enfríen completamente fuera del horno, antes de cubrirlas con la crema de coco.

ALERTA DE GOITRÓGENOS: MÁX. 6 A 8 PORCIONES/SEMANA

Tarta helada de fresas

Esta tarta de crema de fresa fría es naturalmente dulce con una consistencia espesa y cremosa y un color rosa brillante, sobre una corteza de harina de coco. Las fresas no sólo son naturalmente dulces, sino que están llenas de antioxidantes, así como de vitamina C, manganeso, yodo y fibra dietética.

8 A 10 PORCIONES

PARA LA CORTEZA

1 taza de harina de coco tamizada

½ taza de aceite de coco

¼ de taza de sirope de arce puro

1 cucharadita de sal yodada

PARA LA CREMA

1 lata de leche de coco

2 cucharadas de copos de agar-agar

2,5 tazas de fresas picadas

¼ de taza más 2 cucharadas
de sirope de arce puro

1 cucharadita de extracto
de vainilla

1. Precalienta el horno a 175 ºC.
2. Para hacer la corteza, combina la harina de coco y la sal en un bol mediano. Corta el aceite de coco con un tenedor o una batidora de pastelería, hasta que se forme una mezcla desmenuzada. Añade el sirope de arce hasta que se forme una masa. Coloca la mezcla en un molde de vidrio apto para el horno y presiona por abajo y por lo lados para pegar la masa al molde. Hornea de 4 a 6 minutos, hasta que se dore. Retira del horno y deja enfriar en el molde.
3. Para hacer el relleno, calienta la leche de coco en una cacerola pequeña a fuego medio. Bate con los copos de agar-agar y lleva a ebullición mientras remueves constantemente. Baja el fuego y cuece a fuego lento 5 minutos, hasta que el agar-agar esté del todo disuelto. Luego retira del fuego y deja enfriar 5 minutos. Coloca las fresas, el sirope de arce y el extracto de vainilla en un batidora y mezcla hasta que quede suave. Añade la mezcla de leche de coco y bate bien.
4. Vierte sobre la corteza fría y extiéndala de manera uniforme. Enfría en la nevera hasta que esté listo, aproximadamente 6 horas. Sirve frío.

ALERTA DE GOITRÓGENOS: MÁX. 6 A 8 PORCIONES/SEMANA

PASTEL CLÁSICO DE CALABAZA

El pastel de calabaza es un favorito tradicional de otoño, pero puedes disfrutarlo en cualquier época del año. Hecho con una corteza de harina de coco simple y un relleno naturalmente dulce, no tienes por qué sentirte culpable por comerte este sabroso capricho.

8 A 10 PORCIONES

PARA LA CORTEZA

2 cucharadas de aceite de coco derretido

2 cucharadas de sirope de arce puro

2 cucharadas de copos de agar-agar

2 cucharadas de agua tibia

¼ de taza más 2 cucharadas de harina de coco tamizada

¼ de cucharadita de sal yodada

PARA EL RELLENO

2 tazas de puré de calabaza

¼-½ taza de agave

¼ de taza más 2 cucharadas de leche de coco enlatada

1 cucharada de aceite de coco derretido

2 cucharadas de harina de algarroba

2 cucharaditas de especia de pastel de calabaza

1. Precalienta el horno a 175 °C.
2. Para hacer la corteza, mezcla el aceite de coco y el sirope de arce en un bol mediano. En un bol pequeño, mezcla el agar-agar y el agua tibia. Bate la mezcla de agar-agar, harina de coco y sal en el aceite de coco. Remueve hasta formar una masa suave y presiona sobre un molde de vidrio para pasteles. Reserva.
3. Para hacer el relleno, combina los ingredientes en una batidora y mezcla hasta que quede suave. Extiende el relleno en la corteza de pastel y cubre los bordes con papel de aluminio.
4. Hornea de 45 a 60 minutos, hasta que en el centro la tarta esté cocida. Retira el aluminio de los bordes durante los últimos 10 a 15 minutos de cocción. Saca el pastel del horno y deje enfriar a temperatura ambiente. Luego enfría durante la noche antes de servir.

Este crujiente es naturalmente dulce gracias a las manzanas frescas y al toque de sirope de arce. Disfrútalo con una cucharada de Helado de vainilla con leche de coco (página 191).

6 A 8 PORCIONES

600 g de manzanas Granny Smith, peladas y a rodajas finas
1 taza de coco rallado sin azúcar
2 cucharadas de zumo de limón fresco
⅓ de taza de harina de coco tamizada
2 cucharadas de sirope de arce puro

¼ de taza de manteca de coco
1 cucharadita de canela molida
¼ de taza de aceite de coco derretido
1 cucharadita de extracto de vainilla

1. Precalienta el horno a 175 °C.
2. Mezcla las manzanas con el zumo de limón, el sirope de arce y la canela. Extiende la mezcla en un molde de vidrio o cerámica.
3. En un bol mediano, mezcla el coco rallado, la harina de coco, la manteca de coco, el aceite de coco y el extracto de vainilla. Remueve bien y extiende sobre la mezcla de manzana.
4. Hornea de 35 a 40 minutos, hasta que la parte superior esté dorada y las manzanas, calientes. Retira del horno y deja enfriar de 5 a 10 minutos antes de servir caliente.

La dulzura de los arándanos complementa a la perfección la acidez del zumo de limón en esta receta de zapatero, que seguramente será un éxito. Junto con la dulzura natural, los arándanos proporcionan una gran cantidad de antioxidantes.

8 A 10 PORCIONES

¼ de taza de copos de agar-agar
¼ de taza de agua tibia
½ taza de harina de coco tamizada
1 cucharadita de bicarbonato
    de sodio
¼ de cucharadita de sal yodada
½ taza de leche de coco enlatada
¼ de taza de aceite de coco
    derretido

¼ de taza de sirope de arce puro
1,5 cucharaditas de extracto
    de vainilla
4 tazas de arándanos frescos,
    bien enjuagados
¼ de taza de zumo de limón
1 cucharada de ralladura de limón

1. Precalienta el horno a 175 °C y engrasa un molde de vidrio o cerámica con aceite de coco.
2. Para hacer la masa, mezcla los copos de agar-agar y el agua tibia en un bol grande. Reserva. En un bol pequeño, mezcla la harina de coco, el bicarbonato de sodio y la sal. Bate la leche de coco, el aceite de coco, el sirope de arce y el extracto de vainilla en la mezcla de agar-agar. Añade el resto de ingredientes y remueve hasta obtener una masa suave.
3. En un bol grande, mezcla los arándanos con el zumo de limón y la ralladura de limón. Vierte en el molde para hornear. Con una cuchara, vierte los arándanos en trozos grandes y distribúyelos uniformemente.
4. Hornea de 30 a 35 minutos, hasta que la cubierta esté dorada y la fruta, burbujeando. Retira del horno y deja enfriar de 5 a 10 minutos antes de servir.

Este postre es increíblemente sencillo de preparar, ya que no requiere cocción ni horneado. También es muy saludable. Además de ser rica en fibra dietética y un carbohidrato libre de gluten y grano, la calabaza contiene betacaroteno y una serie de poderosos antioxidantes. Aporta vitaminas A y K, calcio y ácido fólico, mientras que el coco es rico en hierro, manganeso y cobre.

24 PORCIONES

1 taza de dátiles sin hueso

1 pizca de sal yodada

1 taza de puré de calabaza

1 taza de harina de coco tamizada

1 cucharada de sirope de arce puro

½ a 1 taza de coco rallado sin azúcar

1. Pon los dátiles en un picadora y pulsa hasta que estén finamente picados. Añade el puré de calabaza, el sirope de arce y la sal, y mezcla hasta que quede suave. Incorpora la harina de coco y mezcla hasta que adquiera una consistencia suave.
2. Coloca el coco rallado en un recipiente poco profundo. Pincha la masa y haz bolas de 3 cm con las manos. Reboza cada bola individualmente en el coco rallado y colócalas en una bandeja. Enfría en la nevera hasta que estén firmes. Guárdalas en la nevera hasta 7 días.

No tienes que renunciar a las galletas sólo porque tengas que hacer la dieta de Hashimoto. Estas galletas son tan simples de preparar y tan deliciosas como las galletas estándar. Para hacer que la receta sea apta para los vegetarianos, sustituye la miel por el sirope de arce puro o sirope de agave.

2 DOCENAS DE PORCIONES

1 taza de harina de coco tamizada	¾ de taza de aceite de coco
1 cucharadita de extracto de vainilla	¼ de cucharadita de sal yodada
	2-3 cucharadas de miel cruda

1. Precalienta el horno a 175 ºC y forra dos bandejas con papel de hornear.
2. Coloca la harina de coco en un bol grande. Luego corta el aceite de coco con un tenedor o una batidora de pastelería. Añade la miel, el extracto de vainilla y la sal hasta que se forme una masa suave.
3. Pellizca los trozos de masa y haz bolitas pequeñas con las manos. Colócalas en las bandejas para hornear, a una distancia de al menos 4 cm entre ellas. Aplana hasta aproximadamente 0,5 cm de grosor usando un tenedor.
4. Hornea de 6 a 8 minutos, hasta que los bordes comiencen a dorarse.
5. Retira del horno, pero deja que las galletas se enfríen del todo en las bandejas antes de servirlas.

Galletas picantes

Si no eres un fan de los postres excesivamente dulces, estas galletas de especias pueden ser lo tuyo. Endulzadas al gusto con sirope de arce y aderezadas con jengibre y clavo de olor, están cargadas de sabor.

12 PORCIONES

⅓ de taza de harina de coco tamizada
¼ de taza de aceite de coco
1-2 cucharadas de sirope de arce puro
½ cucharadita de jengibre fresco rallado

¼ de cucharadita de clavo molido
1 pizca de pimienta negra recién molida
1 pizca de sal yodada

1. Precalienta el horno a 175 ºC y forra la bandeja con papel de hornear.
2. Mezcla la harina de coco, el aceite de coco y el sirope de arce en un bol mediano. Añade el jengibre, los clavos, la pimienta negra y la sal hasta que se forme una masa suave.
3. Pellizca trozos de masa y haz bolas de 3 cm. Colócalas en la bandeja del horno, a una distancia de aproximadamente 5 cm. Aplasta suavemente con la palma de la mano.
4. Hornea de 8 a 10 minutos, hasta que estén doradas. Retira del horno y deja en la bandeja para que se enfríen del todo antes de servir.

Galletas de limón dulce

Estas galletas tienen una corteza exterior crujiente y un centro blandito con sabor a limón. Prepara esta receta con limones o, para un sabor alternativo, prueba con zumo y ralladura de naranja.

36 PORCIONES

1 cucharada de copos de agar-agar

1 cucharada de zumo de limón

1 cucharada de agua tibia

1 cucharadita de ralladura de
   limón

½ taza de aceite de coco derretido

1 taza de harina de coco tamizada

¼ de taza de leche de coco enlatada

2 cucharaditas de levadura

¼ de taza de agave

¼ de cucharadita de sal yodada

1. Mezcla el agar-agar y el agua tibia en un bol pequeño y reserva.
2. Añade el aceite de coco, la leche de coco y el agave en un bol mediano. Incorpora el zumo de limón, la ralladura de limón y la mezcla de agar-agar. En un bol mediano separado, mezcla la harina de coco, la levadura y la sal. Bate el resto de ingredientes hasta que se mezclen bien.
3. Enrolla la masa a mano en una bola, envuélvela en plástico y deja enfriar en la nevera durante 1 hora.
4. Precalienta el horno a 175 °C y forra dos bandejas para hornear con papel de hornear.
5. Retira la masa de la nevera y ponla entre dos trozos de papel para hornear. Extiende la masa hasta que alcance 0,3 cm de espesor y corta las galletas con moldes para galletas. Colócalas en las bandejas para hornear, a una distancia de aproximadamente 2,5 cm entre ellas.
6. Hornea de 6 a 8 minutos, hasta que los bordes comiencen a dorarse. Retira del horno y deja enfriar del todo sobre las bandejas antes de servir.

BOCADITOS DE BANANA

¡Estas galletitas son un placer absolutamente saludable para ti! Disfrútalas de un solo bocado, ¡sobre todo si necesitas rápidamente algo dulce! Los plátanos son ricos en potasio y una buena fuente de yodo.

12 PORCIONES

¼ de taza más 2 cucharadas de harina de coco tamizada
¼ de cucharadita de levadura
1 pizca de sal yodada

1 plátano maduro pequeño, triturado
½ taza de leche de coco enlatada
1 cucharada de miel cruda o agave

1. Precalienta el horno a 175 °C y forra la bandeja del horno con papel de hornear.
2. Mezcla la harina de coco, la levadura y la sal en un bol mediano. Añade el plátano, la leche de coco y la miel o el agave y bate bien.
3. Coloca la masa para galletas con cucharaditas redondeadas en la bandeja para hornear, separándolas aproximadamente 2,5 cm. Aplana suavemente presionando el pulgar en el centro de cada galleta.
4. Hornea de 8 a 10 minutos, hasta que estén firme y sólo se doren por los bordes. Retira del horno y enfría del todo sobre la bandeja antes de servir.

Conclusión

Si te han diagnosticado la enfermedad de Hashimoto, el estrés de vivir con esta enfermedad puede hacer que te sientas como si lo estuvieras pasando todo solo. En realidad, millones de personas en Estados Unidos tienen Hashimoto y cada día se diagnostican más y más. Como la principal causa de hipotiroidismo y una de las enfermedades autoinmunes más comunes, Hashimoto es objeto de una gran cantidad de investigaciones médicas. ¡Buena noticia para ti! Si bien es cierto que las enfermedades autoinmunes como la de Hashimoto no se pueden curar, no hay absolutamente ninguna razón por la que no puedas vivir una vida normal con esta afección.

Los tratamientos médicos para la enfermedad de Hashimoto han avanzado mucho en las últimas décadas y la terapia con hormonas sintéticas se ha estandarizado. Sin embargo, incluso si estás recibiendo tratamiento médico para tu Hashimoto, es posible que aún sufras síntomas. Si es así, tu mejor plan es hacer algunos cambios saludables en la dieta y la higiene de vida. La dieta de Hashimoto, como se describe en este libro, está diseñada específicamente para reducir o revertir muchas de las complicaciones asociadas con Hashimoto. Al hacer cambios saludables en la dieta, puedes reducir la inflamación, equilibrar tus hormonas y sanar el sistema digestivo. Tras unas pocas semanas con esta dieta, puedes sentirte como una persona completamente nueva.

La de Hashimoto es una enfermedad grave, pero no tiene por qué arruinar tu vida. De hecho, siguiendo tu tratamiento prescrito y cambiando a la dieta que aquí presentamos, podría entrar en remisión. La enfermedad de Hashimoto puede ser algo que tienes, pero en ningún caso es lo que eres. Si estás listo para liberarte de los límites de esta dolencia y recuperar el control de tu salud y tu vida, tómate muy en serio todas las herramientas e información que se proporcionan en la presente obra. La dieta de Hashimoto puede ser la clave para ayudarte a redescubrir quién eras antes de Hashimoto y quién quieres ser el resto de tu vida.

ENFERMEDADES AUTOINMUNES

«El sistema inmunológico está compuesto por células y órganos especiales que tratan con invasores y alérgenos. Las células crean anticuerpos para combatir la infección o expulsar intrusos. Para defender al cuerpo, el sistema inmune debe reconocer lo que pertenece al cuerpo y lo que es ajeno a él».

DR. ANANYA MANDAL, «¿Qué es la enfermedad autoinmune?»[1]

La enfermedad de Hashimoto es una de las enfermedades autoinmunes más comunes, además de ser una de las causas más frecuentes de hipotiroidismo. Si padeces la enfermedad de Hashimoto, es posible que ya tengas un conocimiento completo sobre cómo esta enfermedad afecta al organismo, especialmente a la glándula tiroides. Pero si eres como la mayoría de los estadounidenses, tu familiaridad con la enfermedad autoinmune puede ser bastante limitada. No es una cuestión de ignorancia o de estar mal informado; la verdad es que incluso la mayoría de los médicos e investigadores siguen teniendo una comprensión bastante limitada sobre cómo se desarrollan las enfermedades autoinmunes. Aprender más sobre éstas, en general, puede ayudarte a comprender mejor los efectos de Hashimoto en el organismo, y también puedes contextualizar las recomendaciones dietéticas para el manejo de Hashimoto, recomendadas en este libro. Esta sección proporciona una descripción general de las enfermedades autoinmunes, así como información sobre las más comunes y sus efectos.

---

1. Ananya Mandal, «What Is Autoimmune Disease?» News Medical, accesible (11-06-2016), www.news-medical.net/health/What-is-Autoimmune-Disease.aspx

DESCRIPCIÓN GENERAL DE LA ENFERMEDAD AUTOINMUNE

Según la Asociación Americana de Enfermedades Relacionadas Autoinmunes (AARDA, por sus siglas en inglés), la enfermedad autoinmune se encuentra entre las 10 principales causas de muerte en mujeres, tanto niños como mujeres, hasta los 64 años de edad. Además, se estima que 1 de cada 12 hombres tiene algún tipo de enfermedad autoinmune.[2] Estas cifras pueden sorprender, pero aún más alarmante es el hecho de que los trastornos autoinmunes son cada vez más comunes. Sin embargo, también es cierto que hay muchos ensayos clínicos e investigaciones dedicadas a descubrir tratamientos más eficaces para estas enfermedades. Constantemente se hacen nuevos avances médicos en la lucha contra las enfermedades autoinmunes. La enfermedad de Hashimoto es sólo una de las muchas enfermedades autoinmunes que afectan a millones de personas en todo el mundo y también es objeto de prometedoras investigaciones que se llevan a cabo.

El cuerpo humano contiene muchos tipos de células, cada una con su propia función única. Los glóbulos blancos (WBC), también conocidos como leucocitos, representan aproximadamente el 1 % de la sangre, pero desempeñan un papel increíblemente importante en el organismo. Son los soldados del sistema inmunológico, en constante guerra contra las bacterias, los virus y otros patógenos que amenazan con invadir el cuerpo y afectar negativamente a la salud.[3]

2. Marc Ryan, «Hashimoto's Is an Autoimmune Disease, So Why Is Everyone Ignoring the Autoimmune Part?» Hashimoto's Healing, accesible (15-05-2016), www.hashimotoshealing.com/hashimotos-is-an-autoimmune-disease-so-why-is-everyone-ignoring-the-autoimmune-part

3. Judith Berry and Adam Levy, «What Are White Blood Cells?» University of Rochester Medical Center, accesible (15-05-2016), www.urmc.rochester.edu/encyclopedia/content.aspx?ContentTypeID=160&ContentID=35

Los glóbulos blancos son producidos en la médula ósea y, debido a que algunos tipos de estas células tienen una vida útil muy corta, la médula ósea está en modo de producción constante. Aunque el organismo los produce constantemente, ciertas condiciones pueden llevar a un recuento bajo de glóbulos blancos (WBC) y un recuento bajo aumenta la susceptibilidad a las enfermedades e infecciones. La enfermedad autoinmune es uno de los factores subyacentes más comunes que pueden contribuir a un recuento bajo.[4]

Cuando un material potencialmente patógeno (antígeno) ingresa en el organismo, los glóbulos blancos empiezan a producir anticuerpos, que son proteínas altamente especializadas para destruir un antígeno específico. Los anticuerpos se unen a los antígenos y desactivan su capacidad nociva. En el caso de trastornos autoinmunes, el sistema inmunológico es incapaz de distinguir entre antígenos dañinos y el propio cuerpo. Como resultado, el sistema inmunológico empieza a atacar tanto a los antígenos como a los propios tejidos. Los trastornos autoinmunes pueden afectar a todos los tipos de células, tejidos y órganos, incluidos los glóbulos rojos, los vasos sanguíneos, las glándulas endocrinas, los tejidos conectivos, los músculos, las articulaciones y la piel.[5]

Ya han sido identificados entre 80 y 100 trastornos autoinmunes. Ciertos factores de riesgo, como el sexo, la edad, el origen étnico, la genética y diversos factores ambientales, pueden afectar la probabilidad de que una persona desarrolle una de estas condiciones. Por ejemplo, la mujer corre el mayor riesgo de desarrollar una condición autoinmune durante sus años reproductivos. Las enfermedades autoinmunes también son más comunes en personas jóvenes y tienen mayor incidencia entre latinos, nativos americanos y afroamericanos.

---

4. Valencia Higuera, «WBC (White Blood Cell) Count» Healthline, accesible (15-05-2016), www.healthline.com/health/wbc-count#TestResults5

5. Kresimira Milas, «Hashimoto's Thyroiditis overwiew» Endocrine Web, accesible (15-05-2016), www.endocrineweb.com/conditions/hashimotos-thyroiditis/hashimotos-thyroiditis-overwiew

Un historial familiar de trastornos autoinmunes aumenta el riesgo[6] y la exposición a agentes ambientales, incluidos los metales pesados, los pesticidas químicos y ciertos medicamentos, como la hidralazina y la procainamida, también pueden ser un factor contribuyente. Asimismo algunas pruebas que sugieren que ciertas infecciones virales y bacterianas aumentan la susceptibilidad de una persona a las enfermedades autoinmunes, aunque es necesario realizar más investigaciones en este sentido.

Desórdenes autoinmunes comunes

Si bien los Institutos Nacionales de la Salud estiman que casi 24 millones de estadounidenses se ven afectados por algún tipo de trastorno autoinmune, la AARDA sugiere que el número real es mucho mayor: más cercano a 50 millones.[7] Las enfermedades autoinmunes se presentan en muchas formas, aunque los síntomas son similares. Pueden incluir fiebre, fatiga crónica, erupciones cutáneas, dolor en las articulaciones y una sensación general de malestar. El Dr. Datis Kharrazian, quiropráctico y profesional de la salud alternativa, sugiere que los trastornos autoinmunes son progresivos y atraviesan tres etapas comunes: autoinmunidad silenciosa, reactividad autoinmune y enfermedad autoinmune.[8]

En la primera etapa de la enfermedad autoinmune, el sistema inmunológico empieza a atacar el propio tejido sano del organismo, pero todavía no tiene un impacto significativo en la función del cuerpo de manera conjunta. Las pruebas de laboratorio de rutina pueden mostrar niveles elevados de anticuerpos, pero los síntomas definitivos son poco probables du-

---

6. Judith Berry and Adam Levy, «What Are White Blood Cells?» University of Rochester Medical Center, accesible (15-05-2016), www.urmc.rochester.edu/encyclopedia/content.aspx?ContentTypeID=160&ContentID=35

7. Marc Ryan, «Hashimoto's Is an Autoimmune Disease, So Why Is Everyone Ignoring the Autoimmune Part?» Hashimoto's Healing, accesible (15-05-2016), www.hashimotoshealing.com/hashimotos-is-an-autoimmune-disease-so-why-is-everyone-ignoring-the-autoimmune-part

8. Ibíd.

rante esta etapa. A medida que la enfermedad avanza hacia la segunda etapa, los síntomas comienzan a manifestarse. Durante esta segunda etapa, el sistema inmunológico comienza a dañar el tejido objetivo, lo que resulta en niveles de anticuerpos significativamente elevados. Es ahora cuando es probable que los pacientes de Hashimoto muestren signos de alteración de la función tiroidea.

Durante la tercera etapa de la enfermedad autoinmune, ya se ha producido una destrucción significativa del tejido objetivo hasta el punto en que se puede identificar con una ecografía o una MRI. Es probable que las pruebas de diagnóstico revelen anticuerpos elevados, pérdida de función en el órgano o sistema afectado, y efectos secundarios y síntomas peligrosos como anemia grave, desequilibrio hormonal y dificultad para respirar. Para los pacientes de Hashimoto en esta etapa de la enfermedad, la mayor parte de la tiroides ha sido destruida y la producción de hormona tiroidea probablemente se ha detenido por completo, lo que produce síntomas como dolor en las articulaciones y músculos, mayor sensibilidad al frío, aumento de peso e hinchazón en la cara.

La enfermedad de Hashimoto sólo es una de las muchas enfermedades autoinmunes que se han identificado y estudiado. Otros trastornos autoinmunes comunes incluyen los siguientes:

ANEMIA PERNICIOSA: La anemia es una afección caracterizada por un recuento bajo de glóbulos rojos. La anemia perniciosa ocurre cuando la capacidad de los intestinos para absorber la vitamina B12 se ve afectada, lo que lleva a una disminución en la producción de glóbulos rojos. La deficiencia de vitamina B12 generalmente causa síntomas como debilidad, fatiga, hormigueo o entumecimiento en las extremidades, dolores de cabeza y dolores en el pecho.

ARTRITIS REUMATOIDE: Una de las tres enfermedades autoinmunes más comunes, la artritis reumatoide implica la inflamación crónica de las articulaciones y los tejidos circundantes, y en ocasiones deformidades de los huesos y articulaciones. Esta condición generalmente afecta las articulaciones de las muñecas, los dedos, las rodillas, los tobillos y los pies. Es una enfermedad progresiva que empeora con el tiempo.

Diabetes (tipo 1): Frecuentemente citada como una de las enfermedades autoinmunes más comunes, la diabetes tipo 1 ocurre cuando el cuerpo no puede producir una cantidad de insulina adecuada. Conduce a niveles altos de azúcar en sangre, causando síntomas como fatiga crónica, hambre y sed frecuente, visión borrosa, entumecimiento de los pies y aumento de la micción. La dolencia puede manifestarse a cualquier edad.

Enfermedad celíaca: También conocida como celiaquía, esta afección aparece cuando el cuerpo produce una respuesta autoinmune a la ingesta de gluten. Causa inflamación crónica y daños en el revestimiento del intestino delgado, que pueden provocar pérdida de peso, dolor abdominal, gases e hinchazón, estreñimiento, intolerancia a la lactosa y cambios en los movimientos intestinales.

Enfermedad de Addison: Uno de los tres trastornos autoinmunes más comunes, la enfermedad de Addison ocurre cuando las glándulas suprarrenales no producen suficiente cantidad de tres hormonas clave: hormonas glucocorticoides (por ejemplo, cortisol), hormonas mineralocorticoides (por ejemplo, aldosterona) y hormonas sexuales. Esta enfermedad puede causar cambios en la apariencia de la piel, así como mareos, debilidad, diarrea crónica y pérdida de peso.

Enfermedad de Graves: Ésta es otra enfermedad autoinmune que afecta la tiroides. En contraste con la de Hashimoto, la enfermedad de Graves causa hipertiroidismo (actividad excesiva de la glándula tiroides). Algunos de los síntomas más comunes de esta afección incluyen ansiedad e irritabilidad, pérdida de peso inexplicable, palpitaciones del corazón, temblores, ojos hinchados y piel engrosada en tobillos y pies.

Enfermedad intestinal inflamatoria: Esta afección autoinmune causa inflamación crónica en parte o en todo el sistema digestivo. Es, en realidad, una categoría de afecciones que incluye la enfermedad de Crohn, la colitis ulcerosa y la colitis colagenosa. Generalmente causa síntomas digestivos molestos, como dolor abdominal y cólicos, estreñimiento y diarrea, así como fatiga crónica, dolor en las articulaciones y sangrado rectal.

ESCLEROSIS MÚLTIPLE: Comúnmente conocida como EM, este trastorno autoinmune degenerativo afecta al cerebro y a la médula espinal. El daño a las vainas de mielina que protegen los nervios en el sistema nervioso central conduce al daño nervioso y a su funcionamiento defectuoso. Algunos de los síntomas más comunes de la esclerosis múltiple son fatiga, debilidad o entumecimiento en el cuerpo y las extremidades, dificultad para caminar, vértigo, problemas de vejiga e intestino, cambios emocionales y, en algunos casos, convulsiones o temblores.

LUPUS ERITEMATOSO SISTÉMICO: Más comúnmente conocida como lupus, esta enfermedad autoinmune ocurre cuando el cuerpo ataca y destruye erróneamente tejido sano en la piel, articulaciones, cerebro, riñones y otros órganos. Puede causar dolor e inflamación en las articulaciones, así como fatiga crónica, fiebre inexplicable, pérdida de cabello y otros síntomas que se relacionan con la parte del cuerpo afectada por la enfermedad.

PSORIASIS: Un tipo de trastorno de la piel que hace que las células de la piel se multipliquen hasta 10 veces más rápido de lo normal, lo que provoca que se forme una capa de células muertas en la superficie. La psoriasis puede provocar enrojecimiento e irritación de la piel, así como lesiones escamosas y picaduras en las uñas.

SÍNDROME DE SJÖGREN: Esta enfermedad autoinmune afecta principalmente las glándulas salivales y las lacrimales, pero también puede afectar a los pulmones y los riñones, así como a otras partes del cuerpo. La boca seca y los ojos secos son dos de los síntomas más comunes del síndrome de Sjögren, pero otros síntomas pueden incluir dolor en las articulaciones, erupciones en la piel, tos persistente y fatiga crónica.

VITÍLIGO: Esta enfermedad hace que la piel pierda color o pigmento. Puede afectar la piel de cualquier parte del cuerpo, así como el color del cabello y el color de los ojos. La velocidad y el alcance de la despigmentación es impredecible.

DIAGNÓSTICO DE LA ENFERMEDAD AUTOINMUNE

Los métodos para diagnosticar enfermedades autoinmunes varían de una enfermedad a otra. Las pruebas diagnósticas pueden incluir hemograma completo (CBC), pruebas de autoanticuerpos, pruebas de proteína C reactiva (CRP), panel metabólico completo y análisis de orina, además de un examen físico completo. Las enfermedades autoinmunes no se pueden curar, pero en la mayoría de los casos se pueden controlar. Las opciones de tratamiento para estos trastornos generalmente están dirigidas a reducir los síntomas, controlar el proceso autoinmune y reconstruir el sistema inmunológico. Los trastornos autoinmunes son crónicos (de larga duración) pero, con el tratamiento adecuado, pueden entrar en remisión, a veces durante años.[9]

EFECTOS DE LA ENFERMEDAD AUTOINMUNE EN EL ORGANISMO

Diferentes trastornos autoinmunes afectan al organismo de diferentes maneras, dependiendo del tejido al que se dirige el ataque. Se pueden ver afectadas muchas partes diferentes, incluyendo células, glándulas, tejidos, músculos, articulaciones y piel.[10] Algunos de los síntomas más comunes de la enfermedad autoinmune incluyen fatiga crónica, fiebre y malestar gene-

9. Kresimira Milas, «Hashimoto's Thyroiditis Overview» Endocrine Web, accesible (15-05-2016), www.endocrineweb.com/conditions/hashimotos-thyroiditis/hashi-motos-thyroiditis-overview

10. Julie Roddick, «Autoimmune Disease» Healthline, accesible (15-05-2016), www.healthline.com/health/autoimmune-disorders

ral. Los síntomas pueden disminuir o desaparecer por completo durante los períodos de remisión, pero pueden empeorar significativamente durante los brotes.

Además de estos síntomas generales, la enfermedad autoinmune puede tener algunos efectos devastadores a largo plazo, como la inflamación crónica, el desequilibrio hormonal y el daño al sistema digestivo.

Inflamación crónica

La inflamación es la respuesta del cuerpo a una lesión o infección. El cuerpo envía sangre adicional al sitio afectado para iniciar un proceso de curación; esto es lo que produce el enrojecimiento y la hinchazón que se desarrolla tras una lesión. La inflamación aguda dura sólo unos pocos días, pero la inflamación crónica puede durar meses y puede no ser visible desde el exterior. Cuando una enfermedad autoinmune hace que el sistema inmunitario ataque las células y los tejidos sanos, la inflamación suele ser el primer síntoma en desarrollarse. Comúnmente provoca que el organismo produzca altos niveles de quimiocinas y citoquinas, que conducen a una inflamación crónica de los tejidos afectados. Además de los efectos devastadores de la enfermedad autoinmune, la inflamación crónica por sí sola puede ser muy perjudicial.

Según el Dr. Isaac Eliaz, practicante de medicina holística y médico integrador, el proceso inflamatorio «crea un tipo de calor y fricción a nivel fisiológico, similar a frotar la tela entre sí, hasta que eventualmente [la tela] comienza a degradarse». Esta degradación causa cambios en la función celular, lo que a menudo conduce a anomalías en el proceso de curación. La inflamación crónica también puede tener efectos perniciosos en los órganos internos y se ha relacionado con problemas de la piel, problemas musculo-esqueléticos, trastornos del estado de ánimo y desequilibrios mentales.[11]

---

11. «Doctor Speaks on Health Effects of Chronic Inflammation» News Medical, accesible (15-05-2016), www.news-medical.net/news/20110217/Doctor-speaks-on-health-effects-of-chronic-inflammation.aspx

Desequilibrio hormonal

Ciertos trastornos autoinmunes, como el de Hashimoto, se dirigen a varias glándulas productoras de hormonas. A medida que estas glándulas se van dañando progresivamente, su capacidad para producir hormonas vitales se ve afectada, lo que conduce a un desequilibrio hormonal. Las glándulas suprarrenales son responsables de producir las hormonas cortisol, testosterona, progesterona, DHEA y epinefrina, que regulan la función metabólica. El cortisol es particularmente importante porque ayuda a regular el sistema inmunológico. Los niveles de cortisol demasiado altos o demasiado bajos pueden causar inflamación crónica, infecciones frecuentes y un mayor riesgo de otras enfermedades autoinmunes.

Las enfermedades autoinmunes que afectan la tiroides (Hashimoto y Graves) pueden afectar la capacidad del organismo para responder a los virus y combatir la inflamación. Los niveles anormales de estrógenos también se han relacionado con problemas de tiroides e inmunidad deteriorada. El desequilibrio hormonal, en general, puede tener algunos efectos secundarios muy serios, como fatiga crónica, mala calidad del sueño, estrés crónico, deterioro del sistema inmunológico y variaciones inexplicables de peso. Los niveles hormonales desequilibrados también pueden contribuir a cambios de humor, inflamación crónica, dolor inexplicable, enfermedades crónicas y problemas mentales, como problemas de memoria y dificultad para concentrarse.[12]

Daño intestinal

El sistema digestivo es muy complejo y su función está vinculada directamente a la función de otros sistemas importantes del organismo. De hecho, aproximadamente el 80 % del sistema inmunitario está localizado en el intestino, por lo que no resulta sorprendente que la función inmunitaria deteriorada o un sistema inmunitario hiperactivo estén relacionados con el

---

12. «TSH Test» Medline Plus, accesible (05-07-2016), www.nlm.nih.gov/medlineplus/ency/article/003684.htm

daño intestinal.[13] El Dr. Alessio Fasano, gastroenterólogo pediátrico y fundador de la Universalidad de Maryland Center for Celiac Research, sugiere que todas las enfermedades autoinmunes tienen tres cosas en común: «una susceptibilidad genética, exposición a antígenos y aumento de la permeabilidad intestinal».[14] La susceptibilidad genética simplemente se refiere a un historial familiar de enfermedades autoinmunes, y la exposición a antígenos describe la actividad autoinmune. Eso causa los síntomas. El aumento de la permeabilidad intestinal se refiere a que el intestino es lo suficientemente poroso como para que las sustancias dañinas puedan pasar a través de las paredes y llegar al torrente sanguíneo.

El objetivo principal del sistema digestivo es procesar los alimentos y extraer nutrientes. Para hacer su trabajo correctamente, los intestinos deben mostrar un cierto grado de permeabilidad para permitir que los nutrientes pasen al torrente sanguíneo. Si bien cierto grado de permeabilidad es importante y saludable, demasiada permite que también pasen sustancias potencialmente dañinas. Este aumento de la permeabilidad intestinal, también conocido como síndrome del intestino permeable, se considera un factor importante en el desarrollo de afecciones graves como la enfermedad de Crohn, la enfermedad celíaca, la giardiasis crónica, el eccema atópico e incluso el alcoholismo. El síndrome del intestino permeable también puede provocar malnutrición, propagación de infecciones y sensibilidades o intolerancias alimentarias.[15]

13. Amy Myers, *The Autoimmune Solution: Prevent and Reverse the Full.*

14. Aglaée Jacob, «Gut Health and Autoimmune Disease» *Today's Dietitian* 15, n.º 2 (2013) 38, accesible (15-05-2016), www.todaysdietitian.com/newarchives/021313 p38.shtml

15. Simon Martin, «Intestinal Permeability» *BioMed Newsletter*, n.º 11, mayo de 1995, accesible (15-05-2016), www.anapsid.org/CND/diffdx/leakygut2.html

El ejercicio y la enfermedad de Hashimoto

«El HIIT [entrenamiento con intervalos de alta intensidad] obliga al corazón y a todo el organismo a aprender a adaptarse a condiciones en constante cambio. También estimula el metabolismo a alta velocidad, que continúa horas después del entrenamiento en una especie de efecto de "posquemadura" llamado EPOC, o exceso de consumo de oxígeno después del ejercicio... Además de aumentar el consumo de calorías, el HIIT también ayuda a modular la resistencia a la insulina, reduce la grasa abdominal, disminuye el estrés oxidativo y mejora el estado antioxidante».

Susan Vennerholm, Autoimmune Paleo[1]

Muchas personas con la enfermedad de Hashimoto sufren de fatiga crónica. Cuando te sientes cansado y agotado todo el tiempo, puede que te resulte difícil motivarte para salir de casa, y mucho más para hacer ejercicio. Sin embargo, el ejercicio es altamente beneficioso como terapia complementaria para enfermedades autoinmunes como la de Hashimoto.

Antes de ir al gimnasio, tómate el tiempo para aprender sobre el tipo correcto de ejercicio que conviene para la tiroiditis de Hashimoto. Si no tienes cuidado y te esfuerzas demasiado, podrías empeorar las cosas. El esfuerzo excesivo puede llevar a un aumento en la producción de cortisol,

---

1. Susan Vennerholm, «Cardio, High Intensity and Resistance Workouts: Which Is for Me?» Autoimmune-Paleo, accesible (15-05-2016), http://autoimmune-paleo.com/cardio-high-intensity-resistance-workouts-which-is-for-me

lo que puede aumentar el riesgo de problemas digestivos, problemas de humor y más agotamiento. El estrés que el exceso de ejercicio ejerce sobre el cuerpo puede tener un impacto negativo en la adrenalaxis hipotalámica-hipofisaria (HPA), que desempeña un papel en la regulación de la función tiroidea y suprarrenal. El estrés también puede exacerbar los problemas intestinales permeables.[2]

¿QUÉ TIPO DE EJERCICIO ES EL MEJOR PARA LA ENFERMEDAD DE HASHIMOTO?

El HIIT, o entrenamiento con intervalos de alta intensidad, es la mejor opción porque se pueden lograr los objetivos en 30 minutos o menos, lo que limita la cantidad de estrés a la que sometes al organismo; también quema más calorías que otros tipos de ejercicios que duran la misma cantidad de tiempo. El término «alta intensidad» significa gastar la máxima cantidad de energía en intervalos cortos. En lugar de caminar enérgicamente durante una hora o correr en la cinta a un ritmo constante durante 30 minutos, alternas entre los períodos de máxima intensidad y períodos de baja intensidad en un total de 20 minutos aproximadamente. Por supuesto, el HIIT no es para todos. Si sufres de dolores musculares, dolor en las articulaciones o hinchazón debido a Hashimoto, puedes ajustar la intensidad del entrenamiento para adaptarte a tus propias capacidades. Si estás limitado, también puedes realizar HIIT alternando entre períodos de caminata rápida y marcha lenta. O puedes alternar entre períodos de caminata por una pendiente y caminata en llano.

Si nunca has probado HIIT, puedes sentirte escéptico acerca de los beneficios de un programa de ejercicios que se puede completar en un tiempo tan limitado. Lo que hay que entender es que con este tipo de entrenamiento el enfoque no está en el tiempo sino en la intensidad. El ejercicio de alta intensidad puede estimular cambios significativos en el cuerpo a nivel

---

2. Ibíd.

bioquímico.[3] Algunos de los potenciales beneficios más importantes de HIIT incluyen:

- Equilibrar los niveles hormonales.
- Restaurar la sensibilidad natural del cuerpo a la insulina.
- Aumentar la producción natural de la hormona del crecimiento humano (HGH) para estimular el metabolismo.
- Construir masa muscular magra.
- Quemar más calorías que cualquier otro ejercicio durante el mismo período de tiempo.

La bondad del HIIT reside en que puedes personalizar tu entrenamiento de acuerdo con tus preferencias y limitaciones. Si tienes mal las rodillas y no puedes correr en una cinta, puedes usar una bicicleta estática en su lugar. Si no te gusta la idea de correr o montar en bicicleta, puedes hacer ejercicios de peso corporal, como flexiones o ejercicios para aumentar la fuerza, como saltos. Al final, realmente no importa qué tipo de ejercicio hagas mientras alternes entre los períodos de máximo esfuerzo y otros de descanso. Sólo tienes que asegurarte de realizar los ejercicios tan rápido como puedas y de la forma adecuada, para evitar lesiones.

Para hacerte una idea de cómo es un entrenamiento HIIT, prueba uno de los siguientes planes.[4]

---

3. Westin Childs, *Hashimoto's Diet Guide: How to Heal Your Thyroid and Boost Your Metabolism with the Thyroid Reset Diet* (Amazon Digital Services, 2015), Kindle edition.

4. Para hacer estos ejercicios, si no se tiene conocimiento previo ni un entrenador personal, conviene mirar vídeos por Internet para ejecutarlos correctamente y no lesionarse. *(N. de la T.)*

1 ronda = 40 segundos para cada ejercicio
(trabajo de 30 segundos seguido de un descanso de 10 segundos)

Hacer 3 rondas; descansar durante 1 minuto entre rondas

Puñetazo, Cruce Patada (lado izquierdo)	De pie, en posición de boxeador, con el pie derecho delante del izquierdo y con las caderas inclinadas hacia la derecha y el peso en la espalda. Mantén los puños frente a la cara como en el boxeo, luego da un puñetazo al aire con la izquierda. Inmediatamente, golpea con el puño derecho y da una patada hacia delante con el pie derecho. Repite lo más rápido posible y con toda tu fuerza.
Puñetazo, Cruce, Patada (lado derecho)	De pie, en posición de boxeador, con el pie izquierdo delante del derecho y con las caderas inclinadas hacia la izquierda y el peso en la espalda. Mantén los puños frente a la cara como en el boxeo, luego da un puñetazo al aire con la derecha. Inmediatamente, golpea con el puño izquierdo y da una patada hacia delante con el pie izquierdo. Repite lo más rápido posible y con toda tu fuerza.
Saltos tijera	De pie con los pies separados al ancho de las caderas y los brazos colgando a los lados. Salta y separa los pies en el aire mientras levantas los brazos en cruz; luego vuelve a juntar los pies mientras vas bajando los brazos. Repite lo más rápido posible.
Posición de sumo	De pie con los pies separados al ancho de los hombros, ponte en cuclillas con los dedos de los pies apuntando hacia afuera en un ángulo de 45° y con el peso sobre los talones. Empuja las caderas hacia atrás como si estuvieras sentado en una silla. Arquea la espalda, y baja hasta que los muslos queden paralelos al suelo. Aprieta los abdominales, cuádriceps y glúteos. Ahora empuja hacia atrás sobre los talones y vuelve a la posición inicial. Repite tan rápido como te sea posible.

1 ronda = 1 minuto por cada ejercicio
(trabajo de 45 segundos seguido de un descanso de 15 segundos)

Hacer 3 rondas; descansar durante 1 minuto entre rondas

Flexiones	Mantén el cuerpo levantado del suelo con las piernas rectas y las manos justo debajo de los hombros. Flexiona los brazos manteniendo el cuerpo recto, hasta que el pecho esté a unos pocos centímetros del suelo. Empuja hacia arriba con los brazos hasta la posición de inicio. Repite lo más rápido posible. Si no puedes realizar flexiones regulares durante un minuto entero, haz el ejercicio apoyando las rodillas, pero esfuérzate por mantener el tronco apretado y la espalda recta.
Sentadillas	De pie con los pies separados al ancho de los hombros, los dedos de los pies apuntando hacia delante. Empuja el trasero hacia atrás como si te fueras a sentar en una silla, conservando el arco natural de la espalda, y baja hasta que los muslos estén paralelos al suelo. Aprieta los abdominales, cuádriceps y glúteos, luego vuelve a la posición de inicio. Repite lo más rápido posible.
Patadas de talón	De pie, con el cuerpo recto, corre sin moverte del sitio intentando darte una patada en el glúteo con un talón primero y luego con el otro, alternando ambas piernas. Repite lo más rápido posible.
Tríceps en silla	Siéntate en el borde de una silla con las manos en ambos bordes laterales. Levanta el trasero de la silla y llévalo hacia delante (fuera de la silla). Ahora te mantienes agarrado a la silla con los brazos rectos. Flexiona los codos para bajar al trasero todo lo que puedas y regresa a la posición inicial haciendo fuerza con los brazos, hacia arriba. Repite lo más rápido que te sea posible.
Estocadas laterales	De pie con los pies juntos, las manos en la cintura o juntas delante del pecho, saca la pierna derecha hacia el lateral, dobla la rodilla derecha y echa todo el cuerpo hacia el lateral derecho en una estocada profunda que ponga tu rodilla a 90°. Levántate y regresa a la posición de inicio. Repite con la pierna izquierda. Alterna cada pierda tan rápido como te sea posible.

1 ronda = 20 segundos del ejercicio A y luego 20 segundos del ejercicio B en el orden indicado, seguido de 20 segundos de descanso

Hacer 4 rondas; descansar durante 1 minuto entre rondas

1A. Saltos en cuclillas	Con las manos juntas delante de la cara, permanece de pie, con las rodillas flexionadas y la espalda recta, los pies separados al ancho de las caderas. En esta postura, saltar al tiempo que se abren y cierran las piernas rápidamente, siempre en posición semiflexionada. Repite lo más rápido posible.
1B. Flexiones oblicuas de rodilla	Empieza con posición normal de flexiones. Tras la primera flexión, lleva la rodilla derecha hacia el codo derecho. Vuelve a posición normal y repite llevando la rodilla izquierda hacia el codo izquierdo. Repita tan rápido como te sea posible, alternando las rodillas.
2A. Saltos de estrella	De pie, con las piernas rectas, pies juntos, brazos caídos a los costados. Salta al tiempo que abres las piernas y levantas los brazos abiertos, quedando en el aire como una estrella de mar. Al bajar, lleva piernas y brazos a la posición de inicio. Repite tan rápido como puedas.
2B. Escalada	En posición de flexiones, da un saltito con el trasero, sin separar las palmas del suelo. Durante el salto, flexiona la pierna derecha y llévala hacia las manos. Devuélvela a su posición recta al tiempo que flexionas la otra. Alterna ambas piernas y repite todo lo rápido que puedas.
3A. Saltos de sentadilla	Se trata de dar saltos desde una posición en cuclillas. Es lo mismo que hacer sentadillas pero saltando desde la posición inferior. Repite tan rápido como sea posible.
3B. Saltos de patinaje	De pie, con las piernas ligeramente flexionadas y el pecho adelantado, como un patinador, salta hacia el lado derecho manteniendo el pie izquierdo en el aire. Al bajar el pie izquierdo, salta hacia ese lado, manteniendo el pie derecho en el aire. Es lo mismo que patinar pero dando saltos a izquierda y derecha. Repite tan rápido como puedas.
4A. Levantar rodillas	Este ejercicio consiste en correr sin moverte del sitio: de pie con las piernas rectas, salta al tiempo que flexionas la rodilla derecha hasta dejar el muslo en paralelo con el suelo. Luego, con el siguiente salto, flexiona la rodilla izquierda. Alterna ambas rodillas como si estuvieras corriendo, lo más rápido posible.
4B. Estocadas con salto	De pie, con las piernas rectas y los pies separados al ancho de cadera, da un paso con el pie derecho, clavando la rodilla en el suelo. Desde ahí salta y cambia de pierna en el aire, clavando la rodilla izquierda en el suelo. Repite a máxima velocidad.

30 minutos de entreno en cinta o en bici estática

Si usas una cinta, programa una inclinación de 1,5 para la duración de tu entrenamiento. Si usas una bici estática, escoge un nivel de resistencia que puedas mantener durante todo el entrenamiento.

Minutos	Velocidad (MPH)
0–4:00	4,0
4:00–4:30	5,5
4:30–5:00	8
5:00–5:30	5,5
5:30–6:00	8
6:00–6:30	5,5
6:30–7:00	8
7:00–7:30	5,5
7:30–8:00	8
8:00–8:30	5,5
8:30–9:00	8
9:00–14:00	6
14:00–19:00	repetir minutos 4–9
19:00–24:00	repetir minutos 9–14
24:00–28:00	6,5
28:00–30:00	3,5

Glosario de términos importantes

Anticuerpo: Proteína altamente especializada producida por el sistema inmunológico que corresponde a un antígeno específico.

Antígeno: Cualquier material potencialmente patógeno que ingresa en el cuerpo.

Aumento de la permeabilidad intestinal: Dolencia en la cual el revestimiento del intestino se vuelve anormalmente permeable, permitiendo que los productos alimenticios y sustancias dañinas se filtren en el cuerpo. También se llama síndrome del intestino permeable.

Bocio: Hinchazón que se forma en la parte frontal o lateral del cuello; a menudo uno de los primeros signos de enfermedad de Hashimoto o hipotiroidismo.

Daño por radicales libres: Daño en la estructura del ADN o en las membranas de las células, causado por radicales libres: átomos o moléculas altamente reactivos que contienen electrones impares, lo que les permite «robar» electrones de las células.

Dieta paleo: Dieta que no incluye ningún alimento que no hubiera estado disponible para nuestros antepasados del Paleolítico; excluye granos, legumbres, productos lácteos, edulcorantes artificiales y alimentos procesados.

Enfermedad autoinmune: Afección en la que el sistema inmunitario identifica erróneamente su propio tejido sano como un antígeno y trabaja para destruirlo.

Estrés oxidativo: Desequilibrio en la producción de radicales libres y la capacidad del cuerpo para contrarrestar o desintoxicar sus efectos nocivos. El estrés oxidativo puede contribuir al desarrollo de problemas graves de salud, como la enfermedad de Alzheimer, el cáncer y la enfermedad de Parkinson.

Extracto de tiroides de animales: Suplemento natural que se saca de la glándula tiroides de un animal (generalmente un cerdo).

Fermentación: Descomposición química de los alimentos por bacterias, levaduras u otros organismos; también es el proceso utilizado para hacer bebidas alcohólicas. Es un método de conservación natural de los alimentos que aumenta el valor nutricional de los ingredientes.

Glándula: Órgano especializado que filtra ciertos materiales o sustancias de la sangre y los procesa, segregando un nuevo producto terminado al torrente sanguíneo para su uso en todo el organismo.

Glándula pituitaria: La glándula responsable de controlar el crecimiento y el desarrollo. También juega un importante papel en el apoyo a la función de otras glándulas endocrinas.

Glándula suprarrenal: Glándula endocrina responsable de producir varias hormonas, incluida la adrenalina, la aldosterona y el cortisol.

Glándula tiroides: Glándula endocrina con forma de mariposa que se encuentra en la parte frontal inferior del cuello. Responsable de producir hormonas tiroideas y de ayudar al cuerpo a utilizar la energía de manera eficiente al regular la temperatura corporal y mantener la función saludable del corazón, el cerebro, los músculos y otros órganos.

Goitrógeno: Sustancia que se encuentra en ciertos alimentos (por ejemplo, brócoli, coliflor, col rizada, melocotones, espinacas y fresas) que pueden afectar la capacidad de la tiroides para producir hormonas tiroideas.

Gonadotropina coriónica humana (hCG): Hormona producida en la placenta que estimula la glándula tiroides para producir más hormona tiroidea, especialmente durante el embarazo.

Hipertiroidismo: Glándula tiroides hiperactiva.

Hipotiroidismo: Glándula tiroides poco activa.

Hormona estimulante de la tiroides (TSH): Hormona producida por la glándula pituitaria que activa las hormonas tiroideas.

Infección sigilosa: Infección que no se puede detectar mediante pruebas rutinarias de laboratorio.

Inflamación: Respuesta natural del cuerpo a una lesión o trauma. La inflamación crónica es a menudo resultado de una enfermedad autoinmune.

Leucocitos: Glóbulos blancos. Células activas del sistema inmunológico que trabajan para destruir bacterias dañinas, virus y otros patógenos.

Linfoma tiroideo: Posible complicación del hipotiroidismo, un tipo de cáncer de tiroides.

Metabolismo: Término que se usa para describir las reacciones químicas y biológicas que tienen lugar en el cuerpo humano para sostener la vida.

Mixedema: Complicación del hipotiroidismo que puede aumentar la sensibilidad al frío, la somnolencia y el letargo, a menudo seguidos por la inconsciencia.

Probiótico: Bacterias beneficiosas que ayudan a mantener el sistema digestivo.

Protocolo Autoinmune (AIP, por sus siglas en inglés): Dieta paleo, libre de gluten, diseñada para abordar los problemas de inflamación y daño intestinal, especialmente cuando éstos son causados por una enfermedad autoinmune.

Prueba de anticuerpos microsomales antitiroideos: Prueba que se utiliza para determinar si existen anticuerpos antitiroideos. Con frecuencia se utiliza para confirmar un diagnóstico de la enfermedad de Hashimoto.

Prueba de TSH: Prueba para determinar la cantidad de TSH producida por la glándula pituitaria; el primer análisis de sangre que se suele ordenar para confirmar un diagnóstico de la enfermedad de Hashimoto.

Prueba T3: Prueba de sangre que se usa para determinar la cantidad de T3 en la sangre; frecuentemente utilizada como método para diagnosticar la enfermedad de Hashimoto.

Prueba T4: Prueba de sangre para determinar la cantidad de T4 en la sangre; frecuentemente utilizada como método para diagnosticar la enfermedad de Hashimoto.

Síndrome del intestino permeable: *Véase* Aumento de la permeabilidad intestinal.

Sistema endocrino: Red de glándulas y órganos responsables de producir las hormonas que ayudan a regular el metabolismo, la función de los tejidos, el crecimiento, el desarrollo, la reproducción, el estado de ánimo y el sueño.

Sistema nervioso central: División del sistema nervioso humano; consiste en los nervios, la médula espinal y el cerebro.

Sistema nervioso periférico: División del sistema nervioso humano; consiste en neuronas sensoriales y motoras, que envían y reciben señales del sistema nervioso central.

Solanáceas: Familia de plantas que se sabe causan inflamación y también pueden contribuir a la permeabilidad intestinal y a la enfermedad autoinmune; los ejemplos incluyen tomates, patatas, berenjenas, pimientos y ciertas especias como la paprika, la cayena y el chile en polvo.

Suplemento sintético para la tiroides: Suplemento fabricado de hormona tiroidea. El tipo más común de terapia de reemplazo de tiroides como tratamiento para la enfermedad de Hashimoto.

T3 inversa: Forma inactiva de la hormona T3. Metabolito de la hormona T4 producido a través de la conversión de T4 que es incapaz de suministrar oxígeno o energía a las células.

Terapia de reemplazo de hormona tiroidea: El tratamiento más común para la enfermedad de Hashimoto. Utiliza suplementos de hormonas tiroideas sintéticas o naturales para simular o restaurar la función saludable de la tiroides.

Tiroiditis: Inflamación de la glándula tiroides.

Tiroiditis de Hashimoto: Afección caracterizada por la inflamación y destrucción de la glándula tiroides. La causa más común de hipotiroidismo.

Tiroxina (T4): Conocida como prohormona, tiene un efecto hormonal mínimo en sí mismo, pero puede amplificar los efectos de la hormona activa, la triyodotironina.

Triyodotironina (T3): Forma activa de la hormona tiroidea. Alrededor del 20 % del suministro del cuerpo se secreta directamente en el torrente sanguíneo desde la glándula tiroides.

Vegano: Aquel que decide abstenerse del consumo de todos los productos animales, incluidos los huevos, los lácteos y la miel.

Vegetariano: Aquel que decide abstenerse del consumo de productos cárnicos. Pueden comer huevos y productos lácteos.

BIBLIOGRAFÍA

«5 Essential Supplements for Optimal Thyroid Health». Natural Endocrine Solutions. Accesible (15-05-2016). www.naturalendocrinesolutions.com/articles/5-essential-supplements-optimal-thyroid-health

The Autoimmune Paleo Cookbook & Action Plan: A Practical Guide to Easing Your Autoimmune Disease Symptoms with Nourishing Food. Berkeley, CA, Rockridge Press, 2015.

BERBER, EREN: «Complications of Hypothyroidism». Endocrine Web. Accesible (15-05-2016). www.endocrineweb.com/conditions/hypothyroidism/complications-hypothyroidism

CHILDS, WESTIN: *Hashimoto's Diet Guide: How to Heal Your Thyroid and Boost Your Metabolism with the Thyroid Reset Diet*. Amazon Digital Services, 2015. Kindle edition.

«Eating with Hashimoto's Disease». The Science of Eating. Accesible (15-05-2016). http://thescienceofeating.com/food-combining-how-it-works/eating-with-hashimotos-disease

FRAZIER, KAREN: *The Hashimoto's Cookbook and Action Plan: 31 Days to Eliminate Toxins and Restore Thyroid Health through Diet*. Berkeley, CA, Rockridge Press, 2015.

«Hashimoto's Disease». National Institute of Diabetes and Digestive and Kidney Diseases. Accesible (15-05-2016). www.niddk.nih.gov/health-information/health-topics/endocrine/hashimotos-disease/Pages/fact-sheet.aspx

HEDBERG, NIKOLAS y COOK, DANIELLE: *The Complete Thyroid Health and Diet Guide: Understanding and Managing Thyroid Disease*. Toronto, ON, Robert Rose, 2015.

Hedberg, Nikolas Robert: *The Thyroid Alternative.* Renew Your Health, 2011.

«How to Boost Your Immune System». Harvard Health Publications. Accesible (15-05-2016).
www.health.harvard.edu/staying-healthy/how-to-boost-your-immune-system

Milas, Kresimira: «Hashimoto's Thyroiditis overwiew». Endocrine Web. Accesible (15-05-2016).
www.endocrineweb.com/conditions/hashimotos-thyroiditis/hashimotos-thyroiditis-overwiew/

Myers, Amy: *The Autoimmune Solution: Prevent and Reverse the Full Spectrum of Inflammatory Symptoms and Diseases.* Nueva York, Harper Collins Publishers, 2015.

Pick, Marcelle: «Goitrogens and Thyroid Health. The Good News!» Women to Women. Accesible (15-05-2016).
www.womentowomen.com/thyroid-health/goitrogens-and-thyroid-health-the-good-news

Ryan, Marc: «Hashimoto's Is an Autoimmune Disease, So Why Is Everyone Ignoring the Autoimmune Part?» Hashimoto's Healing. Accesible (15-05-2016). www.hashimotoshealing.com/hashimotos-is-an-autoimmune-disease-so-why-is-everyone-ignoring-the-autoimmune-part

«Thyroid Information». American Thyroid Association. Accesible (15-05-2016). www.thyroid.org/thyroid-information

Zimmerman, Kim Ann: «Endocrine System: Facts, Functions and Diseases». LiveScience. Accesible 11 marzo 2016.
www.livescience.com/26496-endocrine-system.html

Índice Analítico

ÍNDICE DE RECETAS

Acerca de la autora

Kate Barrington se graduó en el Marietta College el año 2009, con una licenciatura en inglés y en escritura creativa. Desde entonces, ha obtenido la certificación ISSA Fitness Nutrition Coach y se ha convertido en escritora independiente, especializada en temas de salud y fitness. Kate utiliza su educación combinada con su experiencia profesional para elaborar recetas originales destinadas a dietas especiales. También es una amante de los animales y colaboradora habitual de varias revistas de mascotas y de los principales sitios web de animales de compañía.

ÍNDICE